"CBD: La Scienza, i Benefici e il Potenziale Terapeutico"

risveglia!!!!
il tuo
GLIMMER

Linia del Cuore dedico:
DOGSTAR
"keanu Reeves"

"Mi chiamo Mira Perla Bianca e scrivo questa mail per esprimere quanto la sua canzone 'GLIMMER' mi abbia aiutato in un momento molto difficile della mia vita. Il 21-10-2021 mi sono dedicata completamente alla mia anima. Da due anni sto combattendo per recuperare me stessa... ma non solo me, ma anche tante persone come me... Non sono una tua fan, non sapevo neanche come ti chiamassi. Devo essere molto sincera: sapevo solo che sei un famoso attore di 'Matrix' e basta. Ma nel mio percorso di difficoltà, ho trovato questa pianta magica che si chiama marijuana, ovvero CBD, che mi ha aiutata a portarmi in un mondo invisibile per noi perché non ci ricordiamo chi siamo quando nasciamo e quanta luce abbiamo. Ognuno di noi è una stella e una luce, luce pura di Dio, ma nel corso del tempo e della nostra infanzia, ci si riflettono le cose di cui non ci ricordiamo. Sono nata nell'ex Jugoslavia dove c'era pace, dove c'erano gioia e amore.

Mi sono trovata davanti una... una bambina di tre anni sotto l'acqua fredda che si gratta la pelle con pasta abrasiva perché qualcuno ha detto che è sporca, che fa male! In quel momento vorrei abbracciare questa bambina e dirle che questo non è vero, ma non posso perché era il passato, era passato!!!!!! In quel momento pensavo che il mio cuore stesse per esplodere, è andato in mille pezzi per una crudeltà così grande, per un'incoscienza completamente ignorante che ha offeso una bambina così piccola solo perché ero felice!!!!... Come tutti noi che lo stiamo facendo!!! Diciamo le cose senza pensare che, dall'altra parte, c'è una persona che può subire conseguenze dagli adulti...."

"Questo BRILLANTE che si è spento dentro di me già da tre anni quando ho cominciato ad odiare la mia pelle olivastra e i capelli neri, non mi sono mai vista per quello che sono... E QUANTI DI NOI LO FANNO PER GUDIZIO DI ALTRI !!!! Durante il corso degli anni, la mia felicità è completamente annegata con l'amico che aveva solo 14 anni ed io 16, annegato in acqua. In quel momento ho visto la lotta tra me e lui, sembra che io sia morta con lui e lui non vuole che io muoia perché sono viva...

Credimi, è così difficile cosi difficile pronunciare il suo nome, il mio amico GORGE. Dopo 33 anni ogni volta che pronuncio il suo nome, il mio cuore si stringe così forte che vorrei che esplodesse, esplode in questo BASSO BASSO nel profondo del buio, un livello così basso in cui tutti noi cademo, come stelle, dove è difficile alzarsi ..per questo ho chiamato questo testo linea del sangue, linea del CUORE , perché è un dolore così atroce così grande che nessuno di noi si rende conto di cosa portiamo con noi nel nostro cuore, e le nostre perdite più profonde che ci portano a un BASSO, BASSO così BASSO profondo...Credimi che non riesci a alzarti perché sei incollato a questo dolore, a questa sofferenza, però esiste una forza dentro di noi, la forza della MADRE TERRA, il suo fuoco sacro, questo fuoco sacro che io volevo così tanto, volevo correre come quando ero bambina... cercare quest'arcobaleno che non ho mai trovato, che si è trasformato in un odio verso me stessa verso questa acqua che è l'acqua della vita... "

"Io non sono nulla per te, ma spero che questo messaggio ti arrivi in qualche modo, perché abbiamo amico in comune che vuole essere liberato, che non ti porterà malattie o traumi nelle vite future. Ti dico una cosa: tutti insieme possiamo affrontare questo dolore; è l'unico modo per spezzarlo e gridare il suo nome, al tuo amico, alla tua moglie, alla tua figlia, al tuo fratello, al tuo padre. Ma alla fine ho visto che tutti siamo negati quando perdiamo qualcuno che amiamo così tanto; farà male, credimi, farà male da morire, ma i nostri amici che abbiamo così cari non vogliono che diventi la tua malattia. Spezza questa catena tra la linea della vita e della morte, perché tu sei vivo, ma come me, come tanti altri, credimi, tanti altri sono carnefici di questi giudizi, di questi pregiudizi: tu sei così, tu sei magro, tu sei grasso, tu sei bianco, nero, giallo. Tutto si riflette sulla nostra mente... ma siamo tutti figli delle stelle e ci stiamo uccidendo a vicenda per ignoranza o per crudeltà. Quelle persone che vedono la luce la distruggono perché non so neanch'io perché !!!!ho scritto questo libro 'CBD: Scienza, Benefici e Potenziale Terapeutico - Risveglia il Tuo Glimmer'. L'ho scritto perché ho avuto il coraggio; nella mia povertà ho avuto il coraggio di comprare questo programma di intelligenza artificiale da 365 euro, come i giorni dell'anno, che sto cercando di capire cosa sia il GLIMMER.

Una lacrima del mio essere, della mia sofferenza, come quella di tanti altri che stanno soffrendo; ma possiamo ancora cantare la musica del cuore la tua canzone!!!! Sai cosa diceva madre Terra? Che la frequenza, e la musica, nostro profumo di Versace che mi ha fatto sentire questa estasi di lei che dice: 'Guarda, sono qui, sono viva, ti sto aiutando. Non sei sola, come tutti noi che non siamo mai stati soli'. Ma viviamo in un mondo diviso dalla ricchezza e dalla povertà. Forse io sono dall'altra parte di una luce così tenue, così spenta per le mie difficoltà; ma non solo le mie. Credimi, tanti altri soffrono per la nostra inconsapevolezza perché non siamo consapevoli di ciò che sta succedendo dietro di noi, nel nostro corpo, nella nostra mente. Però dobbiamo ascoltare il nostro cuore come dice il padre: 'Cuore e mente', e liberarci di questo peso così pesante, questo sasso che vedo intorno al nostro collo che non vuole lasciare la sua madre Terra perché c'è un fuoco ardente; è l'amore, l'amore più grande che esiste è la vita stessa. E credimi, non esiste nulla nell'universo come Madre Terra; nulla è più bello di Lei. Spero che questo messaggio ti arrivi in qualche modo... e a tanti altri che hanno sofferto in questo mondo terribile.

Come Celine Dion che desiderava tanto un bacio dal suo marito e morì di dolore; come tanti altri cantanti come la grande ottava di Freddie Mercury dei Queen che anche loro non hanno cantato più dopo la morte del loro amico. Ringrazio questo gruppo **Dogstar** come un cane a tre teste che si è trasformato in un lupo mannaro che cerca di sollevarmi con queste parole: 'ORA HAI BISOGNO DI UN AMICO'. Sono qui e forse sono questa farfalla che dura solo 24 ore, che vuole sollevare la mia anima per liberarsi di questi pesi come spine che correvo nel prato; non mi facevano male ma ero felice. Come tanti bambini che hanno bisogno di essere felici nel regno di Madre Terra ma non ci rendiamo conto quanto ci fa male una parola. Quanto le parole possono influenzare la nostra vita, la nostra esistenza, la nostra infanzia... tutto si riflette sul sistema nervoso. Forse per questo mi chiamo Mira, come l'incenso portato a mio padre !! dagli spini che vogliono essere liberati... tutti noi possiamo farlo; siamo figli della Madre Terra. Abbiamo un dono; abbiamo la vita. Io vivo nel regno della povertà ma ho assaporato l'amore. Sai le conseguenze. Non puoi capire come si possono riflettere sulle nostre cellule, sulla nostra mente...

Credetemi, mi hanno portato indietro per vedere la mia infanzia e cosa succede con il nostro cuore e come il cuore si riflette sulla mente. Rifletto molto perché noi siamo su una frequenza bassa; tutti noi siamo una frequenza. Noi siamo madre e padre che ci stanno proteggendo perché ci hanno dato la luce, ci hanno dato la vita. Da qualche altra parte dell'universo ci sono stelle; tutti noi siamo una stella e poi ci sono stelle che brillano piene d'amore."

Capitolo: Note di Pioggia

Il dolore si annida nelle profondità, dove le parole lottano per raggiungere. Si chiama trauma, si chiama ansia, si chiama "non ce la faccio più". Si manifesta in un grido silenzioso: "Sono stanca, sono stufa di vivere". Questo peso, questa malattia dell'anima, è un fardello che contrasta con la pura gioia di vivere che abbiamo conosciuto alla nascita. Quella scintilla di vita, un tempo così luminosa, sembra adesso soffocata sotto il peso di un grande martello che tutti noi cerchiamo disperatamente di sollevare e riaccendere.

In questo momento, le corde di una melodia familiare vibrano nell'aria. di DOGSTAR "GLIMMER" diventa l'inno del mio cuore, ogni lacrima trasformata in una nota musicale, ogni singhiozzo in un accordo. Questa musica mi avvolge, è l'energia rimasta, il fuoco sacro di Madre Terra che arde ancora. L'amore per la musica è immutabile; , nata negli anni '80, trovo rifugio nelle canzoni di quell'epoca, canzoni che posso cantare con l'amico che non c'è più.

Ognuno di noi ha dentro di sé una luce smorzata, un glimmer che aspetta solo di essere riacceso dalla musica.

Non dobbiamo reprimere il dolore; dobbiamo attivarlo, urlarlo, cantarlo per chiunque e per qualunque motivo abbia lasciato un vuoto in noi. Perché in qualche angolo remoto dell'universo c'è una stella che brilla, impaziente di splende

Siamo stelle, noi tutti. Da bambini non era uno scherzo; eravamo genuinamente felici, ignari delle crudeltà del mondo - delle voci che dicono "sei brutto", "sei questo", "sei quello". Non ci rendiamo conto che dall'altro lato c'è una persona che soffre e che potrebbe continuare a soffrire per tutta la vita.
Ho 49 anni e porto il peso di quelle parole infantili, ma ora posso concludere dicendo che l'unica cosa che ci resta nella nostra vita è il dono che Dio ci ha dato: la vita stessa. Madre Terra ci ha dato i piedi per camminare - ricordiamoci di coloro che non possono nemmeno stare in piedi.
E così, anche se non so suonare la chitarra, posso prendere questo strumento immaginario e strimpellare le corde dell'energia. Posso suonare la mia canzone degli anni '80 che mi solleva verso una vita forse migliore. Con questa melodia invisibile, mi alzo ancora una volta, pronta a danzare sotto la pioggia di novembre e a trasformare ogni goccia in una nota di speranza.

Capitolo: Stelle Interne e Guarigione

Dentro di noi, un universo vasto come quello sopra le nostre teste brilla con innumerevoli cellule, piccole stelle che compongono l'essenza stessa della nostra esistenza. A volte, senza saperlo, diventiamo i loro nemici, oscurando il loro splendore con le nostre scelte, il nostro stress, le nostre paure. Ma la scoperta del CBD, un composto derivato dalla marijuana, ha acceso una nuova speranza come una candela in una stanza buia.

Nel mio libro, "CBD: La Scienza, i Benefici e il Potenziale Terapeutico"risveglia il tuo GLIMMER" ho esplorato questo argomento con la cura di chi ha sperimentato sulla propria pelle il tocco benefico di questa sostanza. Ho cercato di trasmettere quanto ho appreso, come il CBD possa agire sull'organismo, interagendo con il sistema endocannabinoide che regola equilibrio e armonia nel nostro corpo. Credetemi, le ricerche suggeriscono che abbiamo più potere sul nostro benessere di quanto spesso ci rendiamo conto.

La mia storia non è solo mia ma appartiene a tutti coloro che hanno cercato sollievo e hanno trovato un'ancora nel vasto mare delle possibilità terapeutiche. È un inno a non arrendersi, a cercare sempre nuove vie per il benessere e la pace interiore. Il CBD è diventato per me un simbolo di questa ricerca, un esempio tangibile di come la scienza possa offrire alternative naturali per alleviare il dolore e riaccendere le stelle dentro di noi che abbiamo inconsapevolmente soppresso.

Mentre condivido queste parole, invito chi legge a considerare la propria salute come il cielo notturno: pieno di stelle che attendono solo di essere riconosciute e valorizzate. La guarigione è un viaggio che inizia con la consapevolezza e prosegue con l'accettazione e l'esplorazione.

Il termine "glimmer"

può avere diverse interpretazioni a seconda del contesto in cui viene utilizzato. In generale, "glimmer" è un termine inglese che significa letteralmente "barlume" o "luccichio". Ecco alcune delle possibili interpretazioni di "glimmer":

1. **Luce debole o sfuggente**: Nell'uso più letterale, un glimmer è un debole scintillio di luce, qualcosa che brilla debolmente o per un breve momento. È spesso associato a una sensazione di speranza o possibilità quando tutto il resto sembra oscuro.

2. **Segno di speranza**: In senso figurato, "glimmer" può riferirsi a un piccolo segno di speranza o di qualcosa di positivo che sta per accadere, simile a un barlume di luce in fondo al tunnel.

3. **Intuizione o consapevolezza**: Un "glimmer" può anche essere un momento di chiarezza o comprensione, come quando si inizia appena a comprendere un concetto o una situazione complessa.

4. **Potenziale nascosto**: Nel contesto del benessere e dello sviluppo personale, "glimmer" potrebbe riferirsi a quel potenziale intrinseco o a quella scintilla interna che tutti abbiamo e che può essere risvegliata o coltivata attraverso la pratica, la cura personale o la terapia.

Nel contesto del libro che tratta del CBD e del suo potenziale terapeutico, il "glimmer" umano potrebbe essere interpretato come quell'essenza interna che rappresenta la nostra vitalità, la nostra capacità di guarigione e il nostro benessere intrinseco. "Accendere" questo glimmer significa trovare e nutrire le fonti di salute e felicità nella nostra vita, sia a livello fisico che psicologici

Per accendere il glimmer che risiede in ognuno di noi, dobbiamo prima comprendere che il benessere è un equilibrio delicato tra corpo, mente e spirito. Il CBD può essere un catalizzatore in questo processo, ma è solo una parte di una strategia complessiva per illuminare la nostra esistenza. Ecco alcune pratiche che possono aiutare ad accendere il tuo glimmer:

1. **Alimentazione Consapevole**: Nutrire il corpo con cibi sani e nutrienti fornisce il carburante necessario per funzionare al meglio. Una dieta equilibrata può aiutare a ridurre l'infiammazione e a migliorare l'umore, contribuendo a un senso di benessere generale.

2. **Esercizio Fisico Regolare**: L'attività fisica non solo mantiene il corpo in forma ma rilascia anche endorfine, sostanze chimiche nel cervello che agiscono come antidolorifici naturali e migliorano la capacità di dormire, riducendo lo stress.

3. **Meditazione e Mindfulness**: Praticare la mindfulness e la meditazione può aiutare a centrare la mente, ridurre lo stress e l'ansia e promuovere una maggiore consapevolezza del presente, illuminando la scintilla della consapevolezza interiore.

4. **Legami Sociali**: Coltivare relazioni significative e un senso di comunità può offrire supporto emotivo, ridurre i sentimenti di solitudine e aumentare i sentimenti di appartenenza e felicità.

5. **Riposo Adeguato**: Il sonno è fondamentale per la salute fisica e mentale. Un riposo adeguato permette al corpo e alla mente di ripararsi e rinnovarsi, essenziale per mantenere acceso il nostro glimmer.

6. **Apprendimento Continuo e Crescita Personale**: L'impegno in nuove attività, l'apprendimento di nuove abilità e la ricerca di esperienze arricchenti possono accendere la passione e l'entusiasmo, componenti chiave del nostro glimmer interiore.

7. **CBD come Strumento di Supporto**: Integrare il CBD come parte di una routine quotidiana può aiutare a gestire l'ansia, il dolore e i disturbi del sonno, contribuendo a creare le condizioni ottimali per il nostro glimmer interiore per fiorire.

Ricorda che accendere il tuo glimmer non è un evento singolo ma un processo continuo. Ascolta il tuo corpo, sii gentile con la tua mente e nutri il tuo spirito. Ogni piccolo passo verso l'autocura è un balzo verso un te più luminoso e vibrante. Nel risveglio del tuo glimmer personale, troverai la forza per affrontare le sfide della vita con rinnovata energia e speranza.

Il dolore emotivo è una componente fondamentale dell'esperienza umana e può avere un impatto significativo sulla salute fisica, in particolare sul sistema nervoso. Studi scientifici hanno dimostrato che lo stress emotivo cronico e il dolore psicologico possono influenzare negativamente il sistema nervoso in vari modi.

Ecco come il dolore emotivo può influenzare il sistema nervoso e potenzialmente portare a disturbi o malattie:

1. **Risposta allo Stress**: Il dolore emotivo attiva l'asse ipotalamo-ipofisi-surrene (HPA), che regola la risposta allo stress del corpo. Questo può portare a un aumento dei livelli di cortisolo, un ormone dello stress che, se presente in quantità elevate per lunghi periodi, può causare danni al sistema nervoso e ridurre la sua capacità di funzionare correttamente.

2. **Sistema Nervoso Autonomo**: Il dolore emotivo può causare squilibri nel sistema nervoso autonomo, che controlla funzioni involontarie come la frequenza cardiaca, la digestione e la respirazione. Questo può portare a condizioni come la tachicardia, l'ipertensione e altre malattie cardiovascolari.

3. **Infiammazione**: Lo stress emotivo può innescare una risposta infiammatoria nel corpo. L'infiammazione cronica è stata collegata a una varietà di disturbi neurologici, tra cui la depressione, l'ansia e il declino cognitivo.

4. **Neurotrasmettitori**: Il dolore emotivo può alterare l'equilibrio dei neurotrasmettitori come la serotonina, la dopamina e il GABA, che sono essenziali per la regolazione dell'umore e del comportamento. Squilibri in questi neurotrasmettitori possono essere associati a disturbi dell'umore e dell'ansia.

5. **Neurogenesi**: Lo stress cronico può influenzare la neurogenesi, ovvero la capacità del cervello di generare nuove cellule nervose, particolarmente nell'ippocampo, una regione del cervello associata all'apprendimento e alla memoria. Ciò può avere implicazioni sulle funzioni cognitive e sulla vulnerabilità a disturbi come la depressione.

6. **Disturbi Psicosomatici**: Il dolore emotivo può manifestarsi attraverso sintomi fisici in assenza di una causa organica evidente, portando a condizioni psicosomatiche dove il disagio psicologico si traduce in sintomi somatici.

È importante riconoscere che il dolore emotivo non è solo una questione di "sentirsi giù" o triste; può avere effetti tangibili e a lungo termine sulla salute fisica. Il riconoscimento e il trattamento di questi stati emotivi attraverso terapie psicologiche, supporto sociale, pratiche di gestione dello stress e, se necessario, interventi farmacologici possono essere cruciali per prevenire o mitigare gli impatti negativi sulla salute del sistema nervoso.

"CBD: La Scienza, i Benefici e il Potenziale Terapeutico"

Introduzione:

"In un mondo sempre più attento alla salute e al benessere, la ricerca di soluzioni naturali per la gestione del dolore, dell'ansia e di altre condizioni di salute è diventata una priorità. Tra le molte opzioni disponibili, il cannabidiolo, o CBD, ha attirato l'attenzione di scienziati, medici e consumatori per le sue potenziali proprietà terapeutiche.

Questo libro, "CBD: La Scienza, i Benefici e il Potenziale Terapeutico", si propone di esplorare in profondità la scienza del CBD, offrendo una panoramica completa delle sue proprietà, dei suoi benefici per la salute e del suo uso potenziale nel trattamento di varie condizioni mediche.

Attraverso una combinazione di ricerche scientifiche aggiornate, testimonianze personali e consigli pratici, questo libro fornirà una guida completa per capire e utilizzare il CBD. Esploreremo come il CBD interagisce con il corpo umano, come può essere utilizzato per gestire sintomi specifici e quali sono le attuali ricerche scientifiche che sostengono il suo uso.

Inoltre, discuteremo le sfide legali e di regolamentazione associate all'uso del CBD e forniremo linee guida su come scegliere prodotti di CBD di alta qualità.

Che tu sia un professionista sanitario cercando di espandere la tua conoscenza del CBD, un paziente curioso di sapere se il CBD potrebbe essere utile per la tua condizione, o semplicemente un lettore interessato a capire meglio questo composto intrigante, speriamo che questo libro ti fornisca le informazioni che stai cercando.

Benvenuti nel mondo del CBD: un mondo di potenziale terapeutico, di scoperte scientifiche emozionanti e di nuove opportunità per la salute e il benessere."

Spero che questa introduzione sia utile per il tuo libro sul CBD. Se hai bisogno di ulteriori modifiche o dettagli, non esitare a chiedere!

Introduzione al CBD

Il cannabidiolo, meglio conosciuto come CBD, è un composto chimico naturale che si trova nella pianta di cannabis. A differenza del suo cugino più famoso, il tetraidrocannabinolo (THC), il CBD non ha effetti psicoattivi, il che significa che non provoca l'euforia o il "high" associato alla cannabis. Nonostante ciò, il CBD ha guadagnato una notevole attenzione negli ultimi anni per le sue potenziali proprietà terapeutiche.

Il CBD è uno dei più di cento cannabinoidi presenti nella pianta di cannabis. I cannabinoidi sono i composti chimici che danno alla cannabis le sue varie proprietà medicinali e ricreative. Sebbene il THC sia il più conosciuto di questi composti, la ricerca sta iniziando a mostrare che anche altri cannabinoidi, come il CBD, possono avere benefici significativi per la salute.

Origine e Storia del CBD

La cannabis è stata utilizzata per scopi medicinali per migliaia di anni. Tuttavia, è solo nel 20° secolo che i ricercatori hanno iniziato a isolare e studiare i singoli cannabinoidi come il CBD. Il CBD è stato scoperto per la prima volta nel 1940 dal chimico americano Roger Adams e dal suo team all'Università dell'Illinois. Tuttavia, la struttura e l'attività biologica del CBD non sono state completamente comprese fino agli anni '60.

Nonostante la sua scoperta precoce, la ricerca sul CBD è stata a lungo ostacolata dalla sua associazione con la cannabis e dalle leggi sulla droga. È solo negli ultimi decenni che le restrizioni legali sul CBD hanno iniziato a rilassarsi in molte parti del mondo, permettendo un aumento della ricerca e dell'interesse pubblico per questo composto.

Oggi, il CBD è diventato un ingrediente popolare in una vasta gamma di prodotti, dai supplementi alimentari agli oli per il benessere, ai cosmetici. Sebbene la ricerca sulle sue proprietà terapeutiche sia ancora in corso, studi preliminari suggeriscono che il CBD potrebbe avere benefici per una serie di condizioni, tra cui
l'ansia, l'insonnia, il dolore cronico e alcune forme di epilessia.

Nel corso di questo libro, esploreremo in profondità il CBD, la sua storia, i suoi usi terapeutici potenziali e le considerazioni legali e di sicurezza associate al suo uso. Che tu sia un consumatore curioso o un professionista della salute in cerca di informazioni aggiornate, speriamo che questo libro possa servire come una guida completa e accessibile al mondo del CBD.

Proprietà e Benefici del CBD

Il CBD è noto per le sue varie proprietà terapeutiche. È stato studiato per il suo potenziale in una serie di condizioni mediche, dalla gestione del dolore alla riduzione dell'ansia. Ecco una panoramica di alcune delle principali aree di ricerca.

1. Gestione del Dolore: Il CBD è spesso usato come un trattamento naturale per il dolore cronico. È stato dimostrato che interagisce con i recettori nel sistema nervoso per ridurre l'infiammazione e alleviare il dolore. Uno studio del 2018 pubblicato nel Journal of Pain Research ha rivelato che il CBD potrebbe essere efficace nel trattamento del dolore cronico, con un effetto particolarmente forte sul dolore neuropatico.

2. Ansia e Depressione: La ricerca suggerisce che il CBD può avere potenziali benefici per le persone con disturbi d'ansia e depressione. Un articolo di revisione del 2015 pubblicato nel Journal of Neurotherapeutics ha concluso che il CBD mostra promesse come trattamento per i disturbi d'ansia grazie alla sua capacità di agire sui recettori del cervello per la serotonina, un neurotrasmettitore che regola l'umore e il comportamento sociale.

3. Epilessia: Forse uno degli usi più noti del CBD è nel trattamento dell'epilessia. Nel 2018, la Food and Drug Administration (FDA) degli Stati Uniti ha approvato Epidiolex, un farmaco a base di CBD, per il trattamento di due rari e gravi tipi di epilessia infantile.

4. Salute del Cuore: Alcuni studi suggeriscono che il CBD potrebbe beneficiare la salute del cuore. Uno studio del 2017 pubblicato nel Journal of Clinical Investigation ha scoperto che il CBD può aiutare a ridurre la pressione sanguigna alta, un importante fattore di rischio per le malattie cardiache.

5. Altri Potenziali Benefici: Il CBD è stato studiato anche per una serie di altre condizioni, tra cui l'acne, il diabete, l'insonnia e alcune forme di cancro.
Tuttavia, la ricerca in queste aree è ancora nelle fasi iniziali e sono necessari ulteriori studi per confermare questi potenziali benefici.

È importante notare che, sebbene la ricerca sul CBD sia promettente, il composto non è una cura miracolosa. Mentre alcuni individui possono sperimentare benefici significativi dall'uso del CBD, altri potrebbero non notare alcun effetto. Come con qualsiasi supplemento o trattamento, è importante consultare un professionista sanitario prima di iniziare a utilizzare il CBD.

Applicazioni terapeutiche del CBD per diverse condizioni mediche

Il CBD è stato studiato per una serie di condizioni mediche. Sebbene la ricerca sia ancora in corso, ci sono indicazioni che il CBD potrebbe avere benefici terapeutici per le seguenti condizioni:

Dolore Cronico: Il CBD è spesso utilizzato per il trattamento del dolore cronico, inclusi i disturbi come l'artrite e la sclerosi multipla. Può essere assunto sotto forma di olio, capsule, o applicato topicamente come crema.

Disturbi d'Ansia e Depressione: Il CBD può aiutare a regolare l'umore e ridurre l'ansia e la depressione. Può essere assunto sotto forma di olio o capsule.

Epilessia: Il CBD è stato approvato dalla FDA per il trattamento di due rari e gravi tipi di epilessia infantile, la Sindrome di Lennox-Gastaut e la Sindrome di Dravet.
Viene somministrato sotto forma di farmaco orale chiamato Epidiolex.

Disturbi del Sonno: Il CBD può aiutare a regolare i cicli del sonno e potrebbe essere utile per condizioni come l'insonnia. Di solito viene assunto sotto forma di olio o capsule prima di andare a letto.

Malattie Cardiovascolari: Alcuni studi suggeriscono che il CBD potrebbe aiutare a ridurre la pressione sanguigna alta e migliorare la salute del cuore. Può essere assunto sotto forma di olio o capsule.

Disturbi della Pelle: Grazie alle sue proprietà anti-infiammatorie, il CBD può essere utile nel trattamento di diverse condizioni della pelle, tra cui l'acne e la psoriasi. Può essere applicato topicamente sotto forma di crema o lozione.

Disturbi Neurodegenerativi: Alcune ricerche suggeriscono che il CBD potrebbe avere benefici nei disturbi neurodegenerativi come la malattia di Alzheimer e il morbo di Parkinson, ma sono necessarie ulteriori ricerche in questo campo.

Cancro: Alcuni studi preliminari suggeriscono che il CBD potrebbe avere proprietà anticancerogene e potrebbe aiutare a gestire i sintomi correlati al cancro come il dolore e la nausea. Tuttavia, sono necessarie ulteriori ricerche per confermare questi risultati.

Disturbi dell'Appetito: Il CBD può aiutare a regolare l'appetito e potrebbe essere utile per le persone che soffrono di condizioni come l'anoressia o la cachessia (perdita di peso e debolezza muscolare). Può essere assunto sotto forma di olio o capsule.

Disturbi dell'Intestino: Il CBD può avere benefici per le persone con disturbi intestinali come la sindrome dell'intestino irritabile (IBS) o la malattia di Crohn, grazie alle sue proprietà anti-infiammatorie. Può essere assunto sotto forma di olio o capsule.

Disturbi Autoimmuni: Alcuni studi suggeriscono che il CBD potrebbe avere un ruolo nel trattamento dei disturbi autoimmuni come la sclerosi multipla e il lupus, grazie alle sue proprietà immunomodulatrici. Può essere assunto sotto forma di olio o capsule.

Il CBD e la Gestione del Dolore Cronico

Il dolore cronico è una condizione complessa influenzata da vari fattori fisici, psicologici e ambientali. È definito come il dolore che dura più di 12 settimane, a differenza del dolore acuto che è una risposta normale e diretta alla lesione o alla malattia. Il dolore cronico può persistere
per mesi o anni e può influenzare significativamente la qualità della vita di un individuo.

Il nostro corpo possiede un sistema chiamato sistema endocannabinoide (ECS), che gioca un ruolo importante nella regolazione di varie funzioni corporee, tra cui il dolore, l'umore, il sonno, l'appetito e la risposta immunitaria. L'ECS è composto da recettori cannabinoidi (CB1 e CB2) che si trovano in tutto il corpo, endocannabinoidi (sostanze chimiche simili ai cannabinoidi che il nostro corpo produce naturalmente) e enzimi che producono e degradano gli endocannabinoidi.

Il CBD agisce sul sistema endocannabinoide, ma in modo diverso rispetto ad altri cannabinoidi come il THC. Mentre il THC si lega direttamente ai recettori CB1 e CB2, il CBD sembra avere un effetto indiretto su questi recettori. Alcune ricerche suggeriscono che il CBD può prevenire la degradazione degli endocannabinoidi nel corpo, potenziando in tal modo la loro attività.

Nel contesto del dolore cronico, il CBD può aiutare a ridurre il dolore agendo sui recettori del sistema endocannabinoide nel sistema nervoso per ridurre l'infiammazione e interrompere i segnali di dolore al cervello. È stato dimostrato che il CBD ha proprietà anti- infiammatorie e analgesiche, il che lo rende potenzialmente utile nel trattamento del dolore cronico.

Inoltre, il CBD può promuovere la salute delle cellule nervose. Alcune ricerche suggeriscono che il CBD ha proprietà neuroprotettive, il che significa che può aiutare a proteggere le cellule nervose dal danno e a promuovere la loro crescita e funzionamento.

È importante notare che mentre il CBD può aiutare a gestire i sintomi del dolore cronico, non cura la causa sottostante del dolore. Pertanto, è importante consultare un professionista sanitario per un approccio completo alla gestione del dolore cronico.

Il CBD e la Gestione del Dolore Cronico - L'Armonia tra Musica, Corpo ed Energia

Il CBD, o cannabidiolo, è un composto naturale derivato dalla pianta di cannabis. Negli ultimi anni, è stato ampiamente studiato per i suoi potenziali benefici terapeutici, tra cui la gestione del dolore cronico. La musica, d'altra parte, è una forma di arte universale che ha il potere di influenzare le nostre emozioni e il nostro benessere fisico.

Quando parliamo di gestione del dolore cronico, è importante considerare non solo gli aspetti fisici, ma anche quelli emotivi e psicologici. Qui entra in gioco la musica. La musica può avere un effetto calmante e rilassante, può aiutare a ridurre lo stress e l'ansia, e può anche avere un effetto positivo sul nostro umore. In combinazione con il CBD, la musica può offrire un approccio olistico alla gestione del dolore cronico.

Il nostro corpo è un complesso sistema di cellule e atomi, tutti vibranti con la propria energia. Quando ascoltiamo la musica, le vibrazioni sonore interagiscono con le nostre cellule e possono influenzare il nostro stato d'animo e il nostro benessere fisico. Allo stesso modo, il CBD interagisce con il sistema endocannabinoide del nostro corpo, un sistema che regola una serie di funzioni corporee, tra cui il dolore.

Quando abbiniamo l'uso del CBD all'ascolto della musica, possiamo creare un ambiente che promuove il rilassamento e il benessere. La musica può aiutare a distrarre la mente dal dolore, mentre il CBD può aiutare a alleviare il dolore fisico. Insieme, possono offrire un approccio complementare alla gestione del dolore cronico.

In questo capitolo, esploreremo in dettaglio come il CBD e la musica possono lavorare insieme per aiutare nella gestione del dolore cronico. Scopriremo come possono interagire con il nostro corpo a livello cellulare e atomico, e come questa interazione può influenzare la nostra percezione del dolore.

"...È importante notare che il dosaggio di CBD può variare in base a diversi fattori come il peso corporeo, la condizione che si sta cercando di trattare e la concentrazione di CBD nel prodotto che si sta utilizzando. Pertanto, è consigliabile iniziare con un dosaggio basso e aumentarlo gradualmente fino a trovare la dose che funziona meglio per te.

Anche la scelta della musica può avere un impatto significativo sull'efficacia di questo approccio. La musica che trovi rilassante e piacevole sarà la più efficace. Questo potrebbe essere qualcosa di calmo e lento, o potrebbe essere il tuo genere musicale preferito - l'importante è che ti aiuti a sentirti rilassato e a tuo agio.

Infine, anche se sia il CBD che la musica sono generalmente considerati sicuri e non hanno effetti collaterali gravi, è sempre una buona idea consultare un professionista della salute prima di iniziare un nuovo regime di trattamento. Questo è particolarmente importante se stai già assumendo altri farmaci, poiché il CBD può interagire con certi farmaci.

In conclusione, l'abbinamento del CBD con la musica offre un approccio olistico e naturale alla gestione del dolore cronico. Con l'approccio giusto, potrebbe offrire un modo efficace per migliorare la qualità della vita delle persone che soffrono di dolore cronico."

La musica ha un'influenza profonda sul corpo umano e sulla mente, e può essere utilizzata come strumento terapeutico efficace. Quando ascoltiamo la musica, il nostro cervello rilascia neurotrasmettitori come la dopamina, che possono creare sensazioni di piacere, euforia e comfort.

In termini di gestione del dolore, la musica può avere un effetto distensivo, aiutando a ridurre lo stress e l'ansia che spesso accompagnano il dolore cronico. Inoltre, la musica può aiutare a distrarre la mente dal dolore, fornendo un mezzo di fuga o di distrazione.

Oltre a questi benefici psicologici, la musica può avere anche effetti fisici sul corpo. Ad esempio, può aiutare a rallentare la frequenza cardiaca e la pressione sanguigna, a ridurre i livelli di cortisolo (l'ormone dello stress) e a promuovere il rilassamento dei muscoli.

Quindi, mentre il dolore è un segnale che qualcosa non va nel corpo, la musica può aiutare a gestire e a ridurre la percezione del dolore, fornendo sia benefici psicologici che fisici. Quando abbinata all'uso del CBD, che ha dimostrato di avere potenziali proprietà analgesiche e anti-infiammatorie, la musica può offrire un approccio complementare efficace per la gestione del dolore cronico.

Dosaggio e Modalità d'Uso del CBD

La quantità di CBD che una persona dovrebbe assumere può variare in base a una serie di fattori, tra cui il peso corporeo, la condizione medica che si sta cercando di trattare, la concentrazione del CBD nel prodotto e la tolleranza individuale. Di seguito sono riportate alcune linee guida generali su come utilizzare il CBD:

1. Olio di CBD: Questo è uno dei modi più comuni per assumere il CBD. L'olio di CBD viene solitamente assunto per via sublinguale (sotto la lingua) per un assorbimento rapido. La dose consigliata può variare, ma un buon punto di partenza potrebbe essere tra i 20 e i 40 mg al giorno, aumentando gradualmente fino a trovare la dose che funziona meglio per te.

2. Capsule di CBD: Le capsule offrono un modo facile e conveniente per assumere il CBD, con la dose pre-misurata in ogni capsula. Le capsule di CBD possono variare in potenza, ma spesso contengono tra 10 e 25 mg di CBD ciascuna.

3. Edibili al CBD: Gli edibili, come le gomme da masticare o le caramelle al CBD, sono un altro modo popolare per assumere il CBD. La dose in ogni edibile può variare, quindi è importante leggere l'etichetta del prodotto.

4. Topici al CBD: I prodotti topici al CBD, come creme e lozioni, possono essere applicati direttamente sulla pelle per alleviare il dolore o l'infiammazione in un'area specifica. Questi sono spesso utilizzati per condizioni come l'artrite o i disturbi della pelle.

È importante ricordare che il CBD può interagire con altri farmaci, quindi dovresti consultare un medico prima di iniziare a utilizzare il CBD. Inoltre, mentre il CBD è generalmente ben tollerato, può causare effetti collaterali in alcune persone, come secchezza della bocca, affaticamento e disturbi gastrointestinali.

Il CBD e la Gestione dell'Ansia e della Depressione

L'ansia e la depressione sono tra i disturbi psichiatrici più comuni. Questi disturbi possono avere un impatto significativo sulla qualità della vita di una persona, influenzando il suo benessere emotivo, le relazioni sociali e la capacità di svolgere attività quotidiane.

Il nostro sistema nervoso centrale (SNC), che include il cervello e il midollo spinale, gioca un ruolo fondamentale nel regolare l'umore e le emozioni. Il SNC comunica informazioni tra il cervello e il resto del corpo attraverso una rete di cellule nervose chiamate neuroni. Questi neuroni comunicano tra loro attraverso sostanze chimiche chiamate neurotrasmettitori.

I disturbi d'ansia e depressione sono spesso associati a squilibri dei neurotrasmettitori nel cervello, in particolare la serotonina e la noradrenalina. Questi neurotrasmettitori svolgono un ruolo chiave nella regolazione dell'umore, dell'ansia e della risposta allo stress.

Il CBD agisce sul sistema endocannabinoide (ECS), un sistema complesso nel nostro corpo che contribuisce alla regolazione di vari processi fisiologici, tra cui l'umore, l'ansia, la risposta allo stress e il dolore. Il CBD può influenzare la funzione del ECS, che a sua volta può influenzare i livelli di vari neurotrasmettitori nel cervello.

Alcuni studi suggeriscono che il CBD può avere effetti ansiolitici e antidepressivi. Si ritiene che il CBD possa agire migliorando la segnalazione della serotonina nel cervello. La serotonina è un neurotrasmettitore che svolge un ruolo chiave nella regolazione dell'umore e dell'ansia. Alcune ricerche suggeriscono che il CBD può agire su un recettore specifico nel cervello noto come 5- HT1A, che è un obiettivo chiave per i farmaci antidepressivi e ansiolitici.

È importante notare che, sebbene la ricerca sul CBD e i suoi effetti sui disturbi d'ansia e depressione sia promettente, sono necessarie ulteriori ricerche per capire pienamente come il CBD agisce nel cervello e per determinare le dosi ottimali e le forme di somministrazione del CBD per questi disturbi.

Dosaggio e Modalità d'Uso del CBD per l'Ansia e la Depressione

La quantità di CBD che una persona dovrebbe assumere per l'ansia e la depressione può variare in base a una serie di fattori, tra cui il peso corporeo, la gravità dei sintomi, la concentrazione del CBD nel prodotto e la tolleranza individuale. Di seguito sono riportate alcune linee guida generali su come utilizzare il CBD per l'ansia e la depressione:

1. Olio di CBD: L'olio di CBD è spesso utilizzato per il trattamento dell'ansia e della depressione. Viene solitamente assunto per via sublinguale (sotto la lingua) per un assorbimento rapido. La dose consigliata può variare, ma un buon punto di partenza potrebbe essere tra i 20 e i 40 mg al giorno, aumentando gradualmente fino a trovare la dose che funziona meglio per te.

2. Capsule di CBD: Le capsule di CBD offrono un modo facile e conveniente per assumere il CBD, con la dose pre-misurata in ogni capsula. Le capsule di CBD possono variare in potenza, ma spesso contengono tra 10 e 25 mg di CBD ciascuna.

3. Edibili al CBD: Gli edibili, come le gomme da masticare o le caramelle al CBD, sono un altro modo popolare per assumere il CBD. La dose in ogni edibile può variare, quindi è importante leggere l'etichetta del prodotto.

È importante ricordare che il CBD può interagire con altri farmaci, quindi dovresti consultare un medico prima di iniziare a utilizzare il CBD. Inoltre, mentre il CBD è generalmente ben tollerato, può causare effetti collaterali in alcune persone, come secchezza della bocca, affaticamento e cambiamenti dell'appetito.

Il CBD e la Gestione dell'Ansia e della Depressione - L'Integrazione tra Musica, Corpo ed Energia

L'ansia e la depressione sono tra le condizioni di salute mentale più comuni che affliggono la società moderna. Il cannabidiolo (CBD) ha suscitato un crescente interesse come potenziale trattamento per queste condizioni, grazie alla sua interazione con il sistema endocannabinoide del nostro corpo.

La musica, da parte sua, ha da tempo dimostrato di avere un impatto profondo sul nostro stato d'animo e sul nostro benessere emotivo. Ascoltare musica può innescare la liberazione di neurotrasmettitori nel cervello, come la dopamina, che possono promuovere sensazioni di felicità, piacere e relax.

Quando il CBD e la musica sono combinati, possono offrire un approccio olistico per gestire l'ansia e la depressione. Il CBD può aiutare a regolare l'equilibrio chimico nel cervello, potenzialmente alleviando i sintomi di ansia e depressione. Allo stesso tempo, la musica può agire come un potente strumento di gestione dello stress, aiutando a ridurre l'ansia e a promuovere un senso di calma e benessere.

Il nostro corpo è un sistema complesso di cellule e
atomi, ciascuno con la propria energia unica.
Quando ascoltiamo la musica, le vibrazioni sonore
possono interagire con queste energie, creando una
risposta
fisica ed emotiva. Questa risposta può essere
amplificata dall'uso del CBD, che può aiutare a
rilassare il corpo e a calmare la mente.

In questo capitolo, esploreremo in dettaglio come il
CBD e la musica possono lavorare insieme per
aiutare nella gestione dell'ansia e della depressione,
offrendo
strategie pratiche e consigli utili per integrare questi
strumenti nel tuo percorso verso il benessere...

La musica, d'altra parte, può avere un effetto calmante sul nostro stato d'animo. Ascoltare musica rilassante può aiutare a ridurre i livelli di cortisolo, l'ormone dello stress, nel corpo. Inoltre, la musica può aiutare a distrarre la mente dai pensieri negativi e preoccupanti che possono contribuire all'ansia e alla depressione. Quando combiniamo il CBD con la musica, possiamo creare un ambiente che favorisce il rilassamento e il benessere. Ad esempio, potresti scegliere di ascoltare musica rilassante mentre prendi il tuo dosaggio giornaliero di CBD. Questo può aiutare a creare una routine quotidiana che promuove il rilassamento e
aiuta a gestire i sintomi dell'ansia e della depressione. Tuttavia, è importante ricordare che il CBD e la musica non sono una cura per l'ansia e la depressione. Mentre possono aiutare a gestire i sintomi, non sostituiscono le terapie tradizionali come la terapia cognitivo- comportamentale o i farmaci prescritti dal medico. Se soffri di ansia o depressione, è importante parlare con un professionista della salute mentale per discutere le tue opzioni di trattamento.
In conclusione, il CBD e la musica offrono un approccio complementare alla gestione dell'ansia e della depressione. Con l'approccio giusto e sotto la guida di un professionista della salute, possono offrire un modo efficace per migliorare la qualità della vita delle
persone che soffrono di queste condizioni.

Il CBD e il Trattamento dell'Epilessia

L'epilessia è un disturbo neurologico caratterizzato da crisi epilettiche ricorrenti. Queste crisi sono causate da un'eccessiva attività elettrica nel cervello. La Sindrome di Lennox-Gastaut e la Sindrome di Dravet sono due forme rare e gravi di epilessia infantile che possono essere resistenti ai trattamenti convenzionali.

Il nostro sistema nervoso è composto da miliardi di neuroni, o cellule nervose, che comunicano tra loro attraverso segnali elettrici. Questi segnali elettrici aiutano a coordinare tutte le funzioni del nostro corpo, dal movimento alla percezione sensoriale alla regolazione delle funzioni corporee come la frequenza cardiaca e la temperatura.

In persone con epilessia, questa normale attività elettrica nel cervello può diventare disordinata, portando a un'eccessiva scarica elettrica che causa una crisi epilettica. Queste crisi possono causare una serie di sintomi, tra cui convulsioni, perdita di consapevolezza e movimenti involontari.

Il CBD agisce sul sistema endocannabinoide (ECS) nel corpo. L'ECS è coinvolto in molte funzioni del corpo, tra cui la regolazione dell'attività neuronale. Si pensa che il CBD possa aiutare a ridurre la frequenza delle crisi epilettiche influenzando l'attività dei recettori del sistema endocannabinoide nel cervello.

Epidiolex, un farmaco a base di CBD, è stato approvato dalla FDA per il trattamento della Sindrome di Lennox-Gastaut e della Sindrome di Dravet. Studi clinici hanno dimostrato che l'Epidiolex può ridurre significativamente la frequenza delle crisi in pazienti con queste condizioni.

È importante notare che l'Epidiolex è un farmaco su prescrizione e dovrebbe essere usato sotto la supervisione di un medico. Come con qualsiasi trattamento, ci sono potenziali effetti collaterali da considerare, e l'Epidiolex potrebbe non essere adatto per tutti.

Dosaggio e Modalità d'Uso del CBD per l'Epilessia

Il dosaggio del CBD per l'epilessia può variare ampiamente a seconda della gravità delle crisi, dell'età del paziente, del peso corporeo e di altri fattori. Di seguito sono riportate alcune linee guida generali su come utilizzare il CBD per l'epilessia:

1. Epidiolex: Questo è l'unico farmaco a base di CBD approvato dalla FDA per il trattamento di certi tipi di epilessia. Il dosaggio di Epidiolex è determinato dal medico e può variare a seconda della gravità delle crisi e del peso del paziente. Il farmaco viene assunto per via orale, solitamente due volte al giorno.

2. Olio di CBD: Alcune persone con epilessia possono scegliere di utilizzare l'olio di CBD come integratore alla terapia convenzionale. L'olio di CBD viene solitamente assunto per via sublinguale (sotto la lingua) per un assorbimento rapido. La dose consigliata può variare, ma un buon punto di partenza potrebbe essere tra i 20 e i 40 mg al giorno, aumentando gradualmente fino a trovare la dose che funziona meglio per te.

3. Capsule di CBD: Le capsule di CBD offrono un modo facile e conveniente per assumere il CBD, con la dose pre- misurata in ogni capsula. Le capsule di CBD possono variare in potenza, ma spesso contengono tra 10 e 25 mg di CBD ciascuna.

È importante ricordare che il CBD può interagire con altri farmaci, quindi dovresti consultare un medico prima di iniziare a utilizzare il CBD. Inoltre, mentre il CBD è generalmente ben tollerato, può causare effetti collaterali in alcune persone, come secchezza della bocca, affaticamento e cambiamenti dell'appetito.

Il CBD e il Trattamento dell'Epilessia - L'Armonia tra Musica, Corpo ed Energia

L'epilessia è una condizione neurologica che causa crisi epilettiche, che sono essenzialmente scariche elettriche anomale nel cervello. Il cannabidiolo (CBD) ha suscitato un grande interesse come potenziale trattamento per l'epilessia, con alcuni studi che mostrano che può aiutare a ridurre la frequenza e la gravità delle crisi in alcuni pazienti.

Parallelamente, la musica è stata utilizzata come un modo per ridurre lo stress e promuovere il rilassamento, entrambi fattori che possono contribuire a ridurre la frequenza delle crisi epilettiche. Inoltre, alcuni studi hanno suggerito che la musica può avere un effetto diretto sul cervello, potenzialmente aiutando a regolare le attività elettriche anomale che causano le crisi epilettiche.

Quando CBD e musica sono combinati, possono offrire un approccio olistico al trattamento dell'epilessia. Il CBD può aiutare a regolare l'attività elettrica nel cervello, potenzialmente riducendo la frequenza delle crisi. Allo stesso tempo, la musica può aiutare a rilassare il corpo e la mente, riducendo lo stress e creando un ambiente di calma che può aiutare a prevenire le crisi.

Il nostro corpo è composto da una miriade di cellule e atomi, ciascuno con la propria energia unica. Quando ascoltiamo la musica, le vibrazioni sonore possono interagire con queste energie, creando una risposta fisica ed emotiva. Questa risposta può essere amplificata dall'uso del CBD, che può aiutare a rilassare il corpo e a calmare la mente.

CBD e la musica possono lavorare insieme per aiutare nel trattamento dell'epilessia, offrendo strategie pratiche e consigli utili per integrare questi strumenti nel tuo percorso verso il benessere..

CBD può aiutare nel trattamento dell'epilessia. Il CBD ha dimostrato di avere proprietà anticonvulsivanti in vari studi. Interagisce con il sistema endocannabinoide del corpo, un sistema che regola una serie di funzioni, tra cui l'attività neuronale. Questa interazione può aiutare a calmare l'eccessiva attività elettrica nel cervello che causa le crisi epilettiche.

La musica, d'altra parte, può avere un effetto calmante e stabilizzante sul cervello. La musica, in particolare quella con un ritmo lento e costante, può aiutare a sincronizzare l'attività elettrica nel cervello, potenzialmente prevenendo o riducendo la frequenza delle crisi epilettiche. Inoltre, la musica può aiutare a ridurre lo stress e l'ansia, che sono spesso associati all'epilessia.

Quando combiniamo il CBD con la musica, possiamo creare un ambiente che favorisce il rilassamento e il benessere. Ad esempio, potresti scegliere di ascoltare musica rilassante mentre prendi il tuo dosaggio giornaliero di CBD. Questo può aiutare a creare una routine quotidiana che promuove il rilassamento e aiuta a gestire i sintomi dell'epilessia.

Tuttavia, è importante ricordare che il CBD e la musica non sono una cura per l'epilessia. Mentre possono
aiutare a gestire i sintomi, non sostituiscono le terapie tradizionali come i farmaci antiepilettici o la chirurgia. Se soffri di epilessia, è importante parlare con un neurologo o un altro professionista della salute per discutere le tue opzioni di trattamento.

Il CBD e la Salute del Cuore

Il cuore è un organo vitale che pompa sangue in tutto il corpo, fornendo ossigeno e nutrienti alle cellule e rimuovendo i prodotti di scarto. Il sistema nervoso gioca un ruolo fondamentale nel regolare la funzione cardiaca, compresa la frequenza cardiaca e la pressione sanguigna.

Il sistema nervoso autonomo, una componente del sistema nervoso centrale, controlla le funzioni involontarie del corpo, tra cui quelle del cuore. Questo sistema è suddiviso in due rami: il sistema nervoso simpatico, che prepara il corpo per l'azione (ad esempio, aumentando la frequenza cardiaca), e il sistema nervoso parasimpatico, che aiuta il corpo a riposarsi e a digerire (ad esempio, riducendo la frequenza cardiaca).

La pressione alta, o ipertensione, è un importante fattore di rischio per le malattie cardiache. È causata da una serie di fattori, tra cui lo stress, la dieta, l'età e la genetica. L'ipertensione può danneggiare i vasi sanguigni e il cuore nel tempo, aumentando il rischio di attacco cardiaco e ictus.

Il CBD agisce sul sistema endocannabinoide (ECS) nel corpo. L'ECS è coinvolto in una serie di funzioni corporee, tra cui la regolazione della pressione sanguigna. Alcuni studi suggeriscono che il CBD può avere effetti benefici sulla salute del cuore. Ad esempio, uno studio del 2017 ha scoperto che il CBD può aiutare a ridurre la pressione alta.

Si pensa che il CBD possa aiutare a ridurre la pressione alta attenuando la risposta allo stress e promuovendo un effetto rilassante. Inoltre, il CBD può avere proprietà antiossidanti e anti-infiammatorie, che possono aiutare a proteggere il cuore dai danni.

Infine, il CBD può anche avere effetti benefici sullo stato d'animo. L'ansia e la depressione sono comuni in persone con malattie cardiache, e il CBD ha dimostrato di poter ridurre sia l'ansia che la depressione in alcuni studi.

È importante notare che mentre i risultati preliminari sugli effetti del CBD sulla salute del cuore sono promettenti, sono necessarie ulteriori ricerche per comprendere pienamente come il CBD può essere utilizzato nel trattamento e nella prevenzione delle malattie cardiache. Sempre consultare un medico prima di iniziare qualsiasi nuovo trattamento o supplemento.

Dosaggio e Modalità d'Uso del CBD per la Salute del Cuore

Il dosaggio del CBD per il supporto alla salute del cuore può variare a seconda di diversi fattori, tra cui il peso corporeo, la concentrazione del CBD nel prodotto e la tolleranza individuale. Ecco alcune linee guida generali su come utilizzare il CBD per la salute del cuore:

1. Olio di CBD: L'olio di CBD è spesso utilizzato per il supporto alla salute del cuore. Può essere assunto per via sublinguale (sotto la lingua) per un assorbimento rapido. La dose consigliata può variare, ma un buon punto di partenza potrebbe essere tra i 20 e i 40 mg al giorno, aumentando gradualmente fino a trovare la dose che funziona meglio per te.

2. Capsule di CBD: Le capsule di CBD offrono un modo facile e conveniente per assumere il CBD, con la dose pre-misurata in ogni capsula. Le capsule di CBD possono variare in potenza, ma spesso contengono tra 10 e 25 mg di CBD ciascuna.

3. Edibili al CBD: Gli edibili, come le gomme da masticare o le caramelle al CBD, sono un altro modo popolare per assumere il CBD. La dose in ogni edibile può variare, quindi è importante leggere l'etichetta del prodotto.

È importante ricordare che il CBD può interagire con altri farmaci, quindi dovresti consultare un medico prima di iniziare a utilizzare il CBD. Inoltre, mentre il CBD è generalmente ben tollerato, può causare effetti collaterali in alcune persone, come secchezza della bocca, affaticamento e cambiamenti dell'appetito.

Interazioni del CBD con Altri Farmaci e Possibili Effetti Collaterali

1. Interazioni del CBD con Altri Farmaci:

Il CBD può interagire con una serie di altri farmaci, influenzando il modo in cui il tuo corpo li elabora. Questo avviene perché il CBD è metabolizzato dal sistema del citocromo P450, un gruppo di enzimi nel fegato che svolgono un ruolo chiave nel metabolismo dei farmaci.

Se stai assumendo un farmaco che viene anche metabolizzato dal sistema del citocromo P450, l'uso di CBD potrebbe influire sulla quantità di quel farmaco nel tuo sistema. Questo potrebbe aumentare il rischio di effetti collaterali o alterare l'efficacia del farmaco. Alcuni esempi di farmaci che possono interagire con il CBD includono alcuni tipi di anticoagulanti, antidepressivi, antibiotici, antipsicotici e farmaci per il cuore.

Pertanto, è importante consultare un medico prima di iniziare a utilizzare il CBD, specialmente se stai assumendo altri farmaci.

2. Possibili Effetti Collaterali del CBD:

Mentre il CBD è generalmente ben tollerato, può causare effetti collaterali in alcune persone. Questi possono includere:

- **Secchezza della bocca:** Il CBD può interferire con la produzione di saliva, causando una sensazione di bocca secca.
- **Affaticamento:** Alcune persone possono sperimentare sonnolenza o affaticamento dopo l'uso del CBD.
- Cambiamenti dell'appetito: Il CBD può influenzare i livelli di certi ormoni legati all'appetito, portando a cambiamenti nell'appetito o nel peso.
- Diarrea: In alcuni casi, l'uso di CBD può causare problemi digestivi come la diarrea.

Se sperimenti uno qualsiasi di questi effetti collaterali, potrebbe essere necessario ridurre la dose o smettere di usare il CBD. In ogni caso,

Il CBD può interagire con una serie di farmaci, alterando il modo in cui il corpo li metabolizza. Questo può portare a livelli più alti o più bassi del farmaco nel sistema, che possono aumentare il rischio di effetti collaterali o ridurre l'efficacia del farmaco. Ecco alcuni esempi di farmaci con i quali il CBD può interagire:

1. **Farmaci per il cuore:** Il CBD può alterare il modo in cui il corpo metabolizza certi farmaci per il cuore, come gli anticoagulanti. Questo può aumentare il rischio di sanguinamento o di altri effetti collaterali.

2. **Farmaci per l'epilessia:** Il CBD è spesso usato come trattamento per l'epilessia e può interagire con altri farmaci antiepilettici. Questo può alterare l'efficacia del trattamento
e potrebbe richiedere un aggiustamento del dosaggio.

3. **Farmaci per l'ansia e la depressione:** Il CBD può interagire con farmaci come gli SSRI (inibitori selettivi della ricaptazione della serotonina) e gli SNRI (inibitori della ricaptazione della serotonina e della norepinefrina). Questo può influenzare l'efficacia di questi farmaci e potrebbe richiedere un aggiustamento del dosaggio.

4. **Farmaci per il dolore:** Il CBD può alterare il modo in cui il corpo metabolizza i farmaci per il dolore, come gli oppioidi. Questo può aumentare il rischio di effetti collaterali, come la sonnolenza o la depressione respiratoria.

5. **Farmaci per l'HIV e l'epatite C:** Questi farmaci hanno stretti margini terapeutici, quindi piccole variazioni nei livelli ematici possono portare a problemi, come resistenza ai farmaci o effetti collaterali.

6. **Farmaci che richiedono un "stretto margine terapeutico":** Questi includono alcuni farmaci per il cuore, alcuni farmaci antipsicotici, alcuni farmaci antiepilettici, e alcuni tipi di antibiotici.

2. **Possibili Effetti Collaterali del CBD:**

Nonostante il CBD sia generalmente ben tollerato, può causare alcuni effetti collaterali in alcune persone. Questi possono includere:

- Secchezza della bocca
- Diarrea
- Riduzione dell'appetito
- Stanchezza
- Interazione con altri farmaci (come discusso sopra)

È importante consultare un medico prima di iniziare qualsiasi nuovo regime di trattamento con il CBD, in particolare se si stanno già assumendo altri farmaci.

Il CBD e la Salute del Cuore - L'Armonia tra Musica, Corpo ed Energia

La salute del cuore è fondamentale per il nostro benessere generale. Il cannabidiolo (CBD) è stato studiato per i suoi potenziali benefici sulla salute del cuore, in particolare per la sua capacità di ridurre l'infiammazione e di abbassare la pressione sanguigna.

D'altra parte, la musica ha un impatto profondo sul nostro stato d'animo e sul nostro benessere fisico. Ascoltare musica può ridurre lo stress, abbassare la pressione sanguigna, rallentare la frequenza cardiaca e persino migliorare la funzione vascolare.

Quando il CBD e la musica sono combinati, possono creare un'atmosfera di calma e rilassamento che può essere benefica per la salute del cuore. Il CBD può aiutare a ridurre l'infiammazione e a regolare la pressione sanguigna, mentre la musica può aiutare a ridurre lo stress e a promuovere un senso di benessere.

Il nostro corpo è una sinfonia di cellule, atomi ed energia che rispondono alle vibrazioni e ai ritmi della musica. Questa risposta può essere amplificata dall'uso del CBD, che può aiutare a rilassare il corpo e a calmare la mente.

In questo capitolo, esploreremo in dettaglio come il CBD e la musica possono lavorare insieme per promuovere la salute del cuore...

...Per capire come il CBD può beneficiare la salute del cuore, è importante comprendere come funziona. Il CBD interagisce con il sistema endocannabinoide del corpo, un sistema che regola una serie di funzioni, tra cui l'infiammazione e la pressione sanguigna. Alcuni studi suggeriscono che il CBD può avere effetti anti-infiammatori e può aiutare a regolare la pressione sanguigna, entrambi fattori importanti per la salute del cuore.

La musica, d'altra parte, ha un effetto profondo sul nostro stato fisico ed emotivo. Ascoltare musica può ridurre lo stress e l'ansia, che sono entrambi collegati a problemi di salute del cuore. Inoltre, la musica può aiutare a rallentare la frequenza cardiaca e a promuovere un senso di calma e rilassamento.

Quando combiniamo il CBD e la musica, possiamo creare un ambiente che promuove il benessere e la salute del cuore. Ad esempio, potresti scegliere di ascoltare musica rilassante mentre prendi il tuo dosaggio giornaliero di CBD. Questo può aiutare a creare una routine che promuove il rilassamento e la salute del cuore.

Inoltre, poiché il nostro corpo è composto da cellule e atomi che rispondono alle vibrazioni e all'energia della musica, questa combinazione di CBD e musica può avere un impatto ancora più profondo. Le frequenze sonore della musica possono interagire con le energie nel nostro corpo, creando una risposta che potrebbe aiutare a promuovere la salute del cuore.

Tuttavia, è importante ricordare che il CBD e la musica non sono una cura per le malattie cardiache. Mentre possono aiutare a gestire lo stress e a promuovere il benessere, non sostituiscono le terapie tradizionali per le malattie cardiache. Se hai problemi di cuore, è
importante parlare con un medico o un altro professionista della salute per discutere le tue opzioni di trattamento.

In conclusione, il CBD e la musica offrono un approccio complementare alla salute del cuore. Con l'uso corretto e monitorato, possono aiutare a promuovere il
rilassamento e il benessere, entrambi importanti per la salute del cuore...

Il CBD e il Sonno

Il sonno è un processo biologico fondamentale per la
salute e il benessere generale. Durante il sonno, il tuo
corpo
lavora per sostenere le funzioni cerebrali e mantenere
la
tua salute fisica. Il sistema nervoso gioca un ruolo
chiave
nel regolare i cicli del sonno, tra cui le fasi di sonno REM
e non REM.

Il sistema endocannabinoide (ECS) è un sistema
biologico complesso nel tuo corpo che gioca un ruolo
importante in molte funzioni, tra cui l'umore, l'appetito,
il sonno e la risposta al dolore. Il CBD agisce sull'ECS,
potenzialmente influenzando la qualità e la quantità del
sonno.

1. Come il CBD può migliorare il sonno:

Il CBD può aiutare a regolare i cicli del sonno in diversi
modi. Può ridurre l'ansia e lo stress, due fattori comuni
che possono interferire con un sonno di qualità. Inoltre,
alcuni studi suggeriscono che il CBD può avere effetti
diretti sui cicli del sonno. Ad esempio, uno studio del
2019 ha
scoperto che il CBD può aumentare la quantità di
sonno totale e ridurre la frequenza dei risvegli notturni.

2. Come utilizzare il CBD per il sonno:

Il CBD viene spesso assunto sotto forma di olio o capsule per il supporto del sonno. La dose consigliata può variare a seconda di diversi fattori, ma un buon punto di partenza potrebbe essere tra i 20 e i 40 mg al giorno. È consigliabile iniziare con una dose più bassa e aumentare gradualmente fino a trovare la dose che funziona meglio per te.

È importante notare che mentre il CBD può aiutare a migliorare la qualità del sonno in alcune persone, potrebbe non essere efficace per tutti. Se hai problemi di sonno persistenti, è importante consultare un
medico per escludere altre possibili cause e discutere le opzioni di trattamento più appropriate.

L'Importanza del Sonno e l'Uso della Musica Rilassante

Il sonno è fondamentale per la nostra salute fisica e mentale. Durante il sonno, il corpo si ripara e rigenera, il cervello elabora le informazioni ricevute durante il giorno e si prepara per il giorno successivo. La privazione del sonno può portare a una serie di problemi di salute, tra cui l'affaticamento, la diminuzione delle funzioni cognitive, l'indebolimento del sistema immunitario e l'aumento del rischio di malattie croniche come l'obesità, il diabete e le malattie cardiache.

Una delle strategie che possono aiutare a migliorare la qualità del sonno è l'uso della musica rilassante. La musica ha un effetto diretto sul sistema nervoso parasimpatico, che aiuta il corpo a rilassarsi e a prepararsi per il sonno.
Ascoltare musica rilassante prima di andare a letto può aiutare a ridurre l'ansia e lo stress, rallentare la frequenza cardiaca e respiratoria e facilitare la transizione verso il sonno.

Ecco alcuni suggerimenti su come utilizzare la musica per migliorare il sonno:

1. Scegli la Musica Giusta: Non tutte le musiche sono ugualmente rilassanti. Scegli brani con un ritmo lento
(circa 60-80 battiti al minuto), con melodie semplici o ripetitive. Alcuni generi che potrebbero essere utili includono la musica classica, il jazz lento, il folk acustico e i suoni della natura.

2. Crea un Ambiente Rilassante: Assicurati che la tua camera da letto sia un luogo tranquillo e rilassante. Puoi utilizzare diffusori di oli essenziali, luci soffuse o candele per creare un'atmosfera rilassante.

3. Stabilisci una Routine: Ascolta la musica rilassante come parte della tua routine serale. Questo può aiutare il tuo corpo a riconoscere che è ora di iniziare a rilassarsi e prepararsi per il sonno.

Ricorda, tuttavia, che mentre la musica può essere un utile strumento di rilassamento, non sostituisce le buone abitudini di sonno o i trattamenti medici per le condizioni del sonno. Se hai problemi persistenti di sonno, è importante consultare un medico.

Musicoterapia e il suo Effetto sulle Cellule

La musicoterapia è una pratica terapeutica che utilizza la musica per migliorare e sostenere la salute fisica, psicologica e socio-emotiva. L'effetto della musica sul corpo e sulla mente è stato oggetto di numerosi studi scientifici.

1. Effetti Fisiologici:

La musica può influenzare direttamente il sistema nervoso autonomo, che regola le funzioni corporee involontarie come la frequenza cardiaca, la pressione sanguigna, la digestione e la risposta allo stress. Ascoltare musica rilassante può attivare il sistema nervoso parasimpatico, che ci aiuta a rilassarci e a calmare il corpo.

La musica può anche influenzare i livelli di vari ormoni nel corpo. Ad esempio, può ridurre i livelli di cortisolo, l'ormone dello stress, e può aumentare la produzione di dopamina, un neurotrasmettitore associato al piacere e alla ricompensa.

2. Effetti sulle Cellule:

Sebbene la ricerca diretta sull'effetto della musica sulle cellule sia limitata, ci sono alcune indicazioni che la musica può avere un impatto positivo a livello cellulare. Ad esempio, alcuni studi hanno mostrato che la musica può aumentare l'attività dei linfociti T natural killer (NK), un tipo di cellula del sistema immunitario che gioca un ruolo chiave nella lotta contro le malattie.

Inoltre, la musicoterapia può influenzare le cellule cerebrali. La musica può stimolare l'attività in varie parti del cervello, tra cui quelle coinvolte nell'elaborazione delle emozioni, nella memoria e nell'apprendimento. Questo può portare a miglioramenti nel benessere emotivo, nelle capacità cognitive e nella qualità del sonno.

È importante notare che mentre la musicoterapia può avere molti benefici, non dovrebbe essere vista come un sostituto per il trattamento medico tradizionale.
Tuttavia, può essere un complemento utile ad altre forme di terapia.

3. Collaborazione con Altri Professionisti della Salute:

I musicoterapeuti spesso lavorano in collaborazione con altri professionisti della salute, come medici, infermieri, fisioterapisti e psicologi. Questo approccio multidisciplinare può aiutare a garantire che i pazienti ricevano un'assistenza olistica e personalizzata che
tenga conto di tutti gli aspetti della loro salute e del loro benessere.

In conclusione, mentre la musicoterapia non dovrebbe essere vista come un sostituto per il trattamento
medico tradizionale, può offrire una serie di benefici quando utilizzata come parte di un approccio integrato alla cura della salute. Come sempre, è importante discutere di qualsiasi nuova terapia o trattamento con il tuo medico o un altro professionista sanitario
qualificato.

Musicoterapia come Complemento alla Terapia Tradizionale

La musicoterapia, come molte altre terapie complementari, non è destinata a sostituire i trattamenti medici tradizionali. Invece, è più comunemente utilizzata come parte di un approccio olistico alla salute e al benessere, insieme a trattamenti convenzionali.

1. Complemento alla Terapia Medica:

In molti casi, la musicoterapia può essere utilizzata per migliorare l'efficacia dei trattamenti medici tradizionali.
Ad esempio, può aiutare a ridurre l'ansia e lo stress associati a procedure mediche invasive, migliorare l'umore e la qualità della vita in pazienti con malattie croniche, e contribuire a ridurre il dolore e i disturbi del sonno.

2. Utilizzo in Vari Contesti:

La musicoterapia può essere utilizzata in una vasta gamma di contesti, tra cui ospedali, cliniche di riabilitazione, case di cura, scuole e case private. Può essere utile per una varietà di popolazioni, tra cui bambini con disabilità dello sviluppo, adulti con malattie mentali, anziani con demenza e pazienti in fase terminale.

Collaborazione con Altri Professionisti della Salute:

I musicoterapeuti spesso lavorano in collaborazione con altri professionisti della salute, come medici, infermieri, fisioterapisti e psicologi. Questo approccio multidisciplinare può aiutare a garantire che i pazienti ricevano un'assistenza olistica e personalizzata che
tenga conto di tutti gli aspetti della loro salute e del loro benessere.

In conclusione, mentre la musicoterapia non dovrebbe essere vista come un sostituto per il trattamento medico tradizionale, può offrire una serie di benefici quando utilizzata come parte di un approccio integrato alla cura della salute. Come sempre, è importante discutere di qualsiasi nuova terapia o trattamento con il tuo medico o un altro professionista sanitario qualificato.

Il CBD e i Disturbi della Pelle

La pelle è l'organo più grande del corpo e svolge un ruolo fondamentale nella protezione del corpo dalle infezioni e nella regolazione della temperatura corporea. Il sistema nervoso interagisce strettamente con la pelle, inviando segnali che influenzano la produzione di sebo, la risposta infiammatoria e la sensazione di dolore.

Il CBD, o cannabidiolo, è un composto naturale presente nella pianta di cannabis che ha dimostrato di avere una serie di benefici per la salute della pelle.

1. Come il CBD può migliorare i disturbi della pelle:

Il CBD ha proprietà anti-infiammatorie e antiossidanti potenti che possono aiutare a ridurre l'infiammazione e l'irritazione della pelle. Questo lo rende particolarmente utile nel trattamento di diverse condizioni della pelle, tra cui l'acne, la psoriasi e l'eczema.

Nel caso dell'acne, ad esempio, il CBD può aiutare a regolare la produzione di sebo, un tipo di olio prodotto dalle ghiandole della pelle che può contribuire alla formazione di brufoli quando viene prodotto in eccesso.

2. Come utilizzare il CBD per i disturbi della pelle:

Il CBD può essere applicato topicamente sulla pelle sotto forma di crema, lozione o olio. Questi prodotti possono essere applicati direttamente sulla zona interessata per un sollievo locale dall'infiammazione e dall'irritazione.

La dose di CBD necessaria può variare a seconda della gravità del disturbo della pelle e della risposta individuale al CBD. È sempre una buona idea iniziare con una piccola quantità e aumentare gradualmente fino a trovare la dose che funziona meglio per te.

È importante notare che mentre il CBD può aiutare a gestire i sintomi di molte condizioni della pelle, non è una cura e non dovrebbe sostituire le terapie tradizionali prescritte dal medico. Se hai un disturbo della pelle che richiede un trattamento, è importante consultare un dermatologo o un altro professionista sanitario qualificato.

L'acqua di Ozono e la Salute della Pelle

L'ozono è una forma di ossigeno che contiene tre atomi di ossigeno per molecola invece dei due normalmente presenti nell'ossigeno che respiriamo. L'acqua di ozono è acqua che è stata arricchita con ozono.

1. L'acqua di Ozono e la Salute della Pelle:

L'acqua di ozono ha proprietà antimicrobiche, il che significa che può uccidere batteri, virus e funghi. Questo la rende utile per la pulizia della pelle e il trattamento di condizioni cutanee causate da infezioni.

Inoltre, l'ozono può migliorare l'ossigenazione della pelle. L'ossigeno è vitale per la salute della pelle, poiché supporta la rigenerazione e il rinnovamento delle
cellule cutanee.

2. Come utilizzare l'acqua di Ozono:

L'acqua di ozono può essere applicata sulla pelle sotto forma di spray o utilizzata per lavare la pelle. Può anche essere bevuta, ma è importante notare che l'ingestione di acqua ozonizzata deve essere fatta con cautela e
sotto la supervisione di un professionista sanitario, poiché un'eccessiva quantità di ozono può essere dannosa.

3. Considerazioni sulla Sicurezza:

Nonostante i potenziali benefici dell'acqua di ozono per la salute della pelle, è importante ricordare che l'ozono è
una sostanza potente e può avere effetti collaterali se
non utilizzato correttamente. L'esposizione eccessiva all'ozono può causare irritazione della pelle e degli occhi, tosse e altri problemi respiratori.

Inoltre, mentre l'acqua di ozono può aiutare a gestire i sintomi di alcune condizioni della pelle, non dovrebbe essere utilizzata come sostituto per il trattamento medico tradizionale. Se hai una condizione cutanea, dovresti consultare un dermatologo o un altro professionista sanitario prima di iniziare qualsiasi nuovo trattamento.

In conclusione, l'acqua di ozono può avere diversi benefici per la salute della pelle quando utilizzata correttamente e con moderazione. Tuttavia, è importante utilizzarla con cautela e sotto la supervisione di un professionista sanitario.

La quantità di acqua ozonizzata che si può bere in un giorno può variare in base a vari fattori, tra cui il tuo stato di salute generale, la condizione specifica che
stai cercando di trattare e la concentrazione di ozono nell'acqua.

Tuttavia, è importante sottolineare che l'ingestione di acqua ozonizzata dovrebbe sempre essere supervisionata da un professionista sanitario. L'ozono è una sostanza potente e può essere dannosa se assunta in quantità eccessive. Inoltre, l'efficacia e la sicurezza dell'ingestione di acqua ozonizzata non sono state pienamente confermate dalla ricerca scientifica.

Se stai considerando di bere acqua ozonizzata, ti consiglierei di discuterne prima con il tuo medico o un altro professionista sanitario. Essi possono fornirti consigli personalizzati basati sul tuo stato di salute e sulle tue esigenze specifiche.

La Musica e la Nostra Pelle - L'Armonia tra Musica, Corpo ed Energia

La nostra pelle, il più grande organo del corpo, è incredibilmente sensibile alle variazioni ambientali, compresi i suoni e le vibrazioni. Questa sensibilità non si limita solo al tatto fisico, ma include anche la capacità di percepire e rispondere alle vibrazioni sonore, come la musica.

La musica è una forma di energia che si muove attraverso l'aria in onde sonore. Queste onde sonore possono essere percepite dalle nostre orecchie, ma anche dalla nostra pelle. Le cellule del nostro corpo possono effettivamente "sentire" queste vibrazioni e rispondere a esse. Questo può avere un effetto profondo sul nostro stato d'animo e sul nostro benessere generale.

Ad esempio, la musica rilassante può aiutare a ridurre lo stress e l'ansia, promuovendo un senso di calma e benessere. Questo può avere un effetto positivo sulla nostra pelle, aiutando a ridurre l'infiammazione e migliorando la salute generale della pelle.

Inoltre, la musica può aiutare a migliorare la circolazione sanguigna, che è fondamentale per la salute della pelle. Un flusso sanguigno adeguato fornisce nutrienti essenziali alle cellule della pelle e aiuta a rimuovere le tossine, promuovendo una pelle sana e luminosa.

Quindi, come possiamo abbinare la musica con il nostro corpo, le cellule e gli atomi per massimizzare questi
effetti benefici? Una strategia potrebbe essere creare un ambiente rilassante in cui ascoltare la musica. Questo potrebbe includere l'uso di luci soffuse, candele
profumate o oli essenziali. Inoltre, potrebbe essere utile praticare tecniche di rilassamento come la respirazione profonda o la meditazione mentre si ascolta la musica.

Un'altra strategia potrebbe essere scegliere la musica che risuona con te su un livello personale. La musica che ti fa sentire felice, calmo o rilassato sarà probabilmente la più benefica per il tuo benessere generale e per la salute
della tua pelle.

In conclusione, la musica può avere un impatto profondo sulla nostra pelle e sul nostro benessere generale. Creando un ambiente rilassante e scegliendo la musica che risuona con te, puoi sfruttare al massimo i benefici della musica per la tua pelle

La Frequenza delle Onde Sonore e la Salute della Pelle

Le diverse frequenze delle onde sonore possono avere effetti diversi sul corpo. Ad esempio, le frequenze più basse possono aiutare a promuovere il rilassamento e la riduzione dello stress, mentre le frequenze più alte possono aiutare a stimolare l'energia e l'attenzione.

Questo può avere un impatto diretto sulla salute della pelle. Lo stress cronico può portare a problemi di pelle come acne, eczema e invecchiamento precoce.
Pertanto, ascoltare musica con frequenze più basse può aiutare a ridurre lo stress e a promuovere la salute della pelle.

Al contrario, se ti senti stanco o apatico, ascoltare musica con frequenze più alte può aiutare a stimolare l'energia e a migliorare l'umore. Questo può aiutare a migliorare la salute della pelle promuovendo una migliore circolazione e fornendo alle cellule della pelle l'energia di cui hanno bisogno per rigenerarsi e ripararsi.

Musica, Danza e la Salute della Pelle

Un altro modo per combinare la musica con il nostro corpo e la nostra pelle è attraverso la danza. La danza non solo è un modo divertente per ascoltare e
interagire con la musica, ma è anche un ottimo esercizio. L'esercizio fisico aiuta a migliorare la circolazione sanguigna, che è fondamentale per la salute della pelle.

Inoltre, la danza può aiutare a ridurre lo stress e a promuovere un senso di benessere. Questo può avere un effetto positivo sulla salute della pelle, aiutando a ridurre l'infiammazione e a promuovere una pelle sana e luminosa.

In conclusione, la musica può avere un impatto profondo sulla nostra pelle e sul nostro benessere generale. Che tu scelga di ascoltare musica rilassante in un ambiente tranquillo o di ballare al ritmo delle tue canzoni preferite, la musica può aiutarti a promuovere una pelle sana e bella.

Il CBD e i Disturbi Neurodegenerativi

I disturbi neurodegenerativi, come il morbo di Alzheimer e il morbo di Parkinson, sono malattie progressive che causano la perdita progressiva di funzione di certi neuroni nel cervello. Queste condizioni possono portare a sintomi come la perdita di memoria, difficoltà motorie e cambiamenti comportamentali.

Il CBD, o cannabidiolo, è un composto naturale presente nella pianta di cannabis che ha dimostrato di avere una serie di potenziali benefici per la salute del cervello.

1. Come il CBD può aiutare i Disturbi Neurodegenerativi:

Il CBD ha proprietà anti-infiammatorie e antiossidanti che possono aiutare a proteggere le cellule cerebrali dal danno. Questo può essere particolarmente utile nei disturbi neurodegenerativi, dove l'infiammazione e lo stress ossidativo possono contribuire alla degenerazione neuronale.

Inoltre, alcune ricerche suggeriscono che il CBD può aiutare a ridurre la formazione di placche di proteine nel cervello, che sono un segno distintivo del morbo di Alzheimer.

e il suo potenziale terapeutico in queste condizioni.

2. Come utilizzare il CBD per i Disturbi Neurodegenerativi:

Il CBD può essere assunto in diverse forme, tra cui olio, capsule e edibili. La dose di CBD necessaria può variare a seconda della gravità del disturbo neurodegenerativo e della risposta individuale al CBD.

È importante sottolineare che mentre il CBD può aiutare a gestire i sintomi dei disturbi neurodegenerativi, non è una cura e non dovrebbe sostituire i trattamenti medici tradizionali.

3. Considerazioni sulla Sicurezza:

Il CBD è generalmente ben tollerato e ha pochi effetti collaterali. Tuttavia, può interagire con alcuni farmaci, quindi è importante discutere l'uso del CBD con il tuo medico se stai attualmente assumendo altri farmaci.

In conclusione, il CBD potrebbe offrire alcuni benefici promettenti per le persone con disturbi neurodegenerativi. Tuttavia, sono necessarie ulteriori ricerche per capire pienament

Per capire come il CBD può aiutare nei disturbi neurodegenerativi, è importante prima comprendere come funzionano le cellule del nostro sistema nervoso.

Il sistema nervoso è composto da miliardi di cellule chiamate neuroni. Questi neuroni comunicano tra loro tramite segnali elettrici e chimici per controllare tutto, dal movimento dei muscoli al pensiero e alla memoria. Ogni neurone è composto da un corpo cellulare, che contiene il nucleo della cellula, e da estensioni chiamate dendriti e assone, che ricevono e inviano segnali ad altri neuroni.

Nei disturbi neurodegenerativi come il morbo di Alzheimer e il morbo di Parkinson, certi neuroni nel cervello iniziano a funzionare male e alla fine muoiono. Questo può essere causato da una serie di fattori, tra cui l'infiammazione, lo stress ossidativo e l'accumulo di proteine anormali.

Il CBD ha dimostrato di avere proprietà anti-infiammatorie e antiossidanti. Questo significa che può aiutare a ridurre l'infiammazione nel cervello e a proteggere i neuroni dallo stress ossidativo, che è un tipo di danno cellulare causato da molecole instabili chiamate radicali liberi.

Inoltre, alcune ricerche suggeriscono che il CBD può aiutare a ridurre l'accumulo di proteine anormali nel cervello. Ad esempio, nel morbo di Alzheimer, si formano placche di una proteina chiamata beta-amiloide nel cervello. Si ritiene che queste placche contribuiscano alla morte dei neuroni. Alcuni studi suggeriscono che il CBD può aiutare a ridurre la formazione di queste placche.

Infine, il CBD può anche aiutare a proteggere le cellule cerebrali aumentando i livelli di una proteina chiamata fattore neurotrofico derivato dal cervello (BDNF). Il BDNF è una sorta di fertilizzante per i neuroni, aiutandoli a crescere e a rimanere sani.

Pertanto, attraverso questi meccanismi, il CBD potrebbe potenzialmente aiutare a rallentare la progressione dei disturbi neurodegenerativi e a gestire i loro sintomi. Tuttavia, è importante ricordare che la ricerca su questo argomento è ancora in corso e che il CBD non dovrebbe essere usato come sostituto per i trattamenti medici tradizionali.

la musica può avere un impatto significativo sulla salute e il benessere generale di una persona, compreso l'aiuto nei disturbi neurodegenerativi. Ecco come:

1. Riduzione dello stress e dell'ansia: La musica può avere un effetto calmante, che può aiutare a ridurre lo stress e l'ansia. Questo può essere particolarmente utile per le persone con disturbi neurodegenerativi, che possono spesso sperimentare alti livelli di stress e ansia. **2. Stimolazione cognitiva:** Ascoltare e suonare musica può stimolare diverse parti del cervello, contribuendo a migliorare la memoria, l'attenzione e le capacità cognitive. Questo può essere particolarmente benefico per le persone con malattie come il morbo di Alzheimer. **3. Terapia musicale:** La terapia musicale è una forma di terapia che utilizza la musica per raggiungere obiettivi terapeutici specifici, come migliorare le capacità motorie o la comunicazione. Può essere particolarmente utile per le persone con il morbo di Parkinson, che possono sperimentare problemi con il movimento e la coordinazione.
4. Miglioramento dell'umore: La musica può avere un effetto positivo sull'umore e può aiutare a ridurre i sintomi della depressione, che possono essere comuni nelle persone con disturbi neurodegenerativi.
5. Socializzazione: La musica può essere un'attività sociale, che può aiutare a combattere la solitudine e l'isolamento che possono accompagnare i disturbi neurodegenerativi.

Quando si parla di CBD e di disturbi neurodegenerativi, ci sono alcune considerazioni sulla sicurezza da tenere a mente:

1. Interazioni farmacologiche: Il CBD può interagire con alcuni farmaci, inclusi alcuni farmaci utilizzati per trattare i disturbi neurodegenerativi. Questo può alterare l'efficacia del farmaco e/o portare a effetti collaterali indesiderati. Prima di iniziare a utilizzare il CBD, dovresti discutere con il tuo medico o farmacista per assicurarti che non interagisca con i tuoi attuali farmaci.

2. Effetti collaterali: Anche se il CBD è generalmente considerato sicuro, può causare alcuni effetti collaterali in alcune persone. Questi possono includere affaticamento, diarrea, cambiamenti nell'appetito e nel peso, e alterazioni dell'umore.

3. Qualità e purezza: Non tutti i prodotti a base di CBD sono creati allo stesso modo. Alcuni possono contenere livelli di CBD diversi da quelli dichiarati sull'etichetta, e alcuni possono anche contenere contaminanti come pesticidi o metalli pesanti. È importante acquistare prodotti a base di CBD da fornitori affidabili che forniscono test di laboratorio di terze parti per confermare la qualità e la purezza del prodotto.

4. Dose: La dose ottimale di CBD può variare a seconda della condizione specifica che stai cercando di trattare, della tua salute generale e di altri fattori. È importante iniziare con una dose bassa e aumentare gradualmente fino a trovare la dose che funziona meglio per te.

5. Supervisione medica: Sebbene il CBD possa offrire benefici potenziali per le persone con disturbi neurodegenerativi, dovrebbe essere utilizzato sotto la supervisione di un professionista sanitario. Questo è particolarmente importante se stai già assumendo altri farmaci o se hai una condizione di salute complessa.

Ricorda sempre che anche se il CBD ha mostrato promesse nel trattamento di una varietà di condizioni, inclusi i disturbi neurodegenerativi, sono necessarie ulteriori ricerche per comprendere appieno i suoi effetti e la sua sicurezza.

La dose ottimale di CBD può variare notevolmente a seconda di vari fattori, tra cui il tipo e la gravità del disturbo neurodegenerativo, il peso corporeo dell'individuo, la tolleranza individuale al CBD e la presenza di eventuali altri problemi di salute.

A causa di queste variabili, non esiste una "dose unica" di CBD che sia efficace per tutti. Tuttavia, molti esperti suggeriscono di iniziare con una dose bassa e di aumentarla gradualmente fino a quando non si ottengono i benefici desiderati.

Ad esempio, potrebbe essere appropriato iniziare con una dose di 10-20 mg di CBD al giorno, suddivisa in due o tre dosi. Se dopo una settimana non si notano miglioramenti, la dose può essere aumentata di 5-10 mg alla volta.

Questo processo può essere ripetuto fino a quando non si ottengono i benefici desiderati.

È importante sottolineare che dosi molto elevate di CBD (ad esempio, oltre 1.000 mg al giorno) possono causare effetti collaterali come sonnolenza, diarrea e cambiamenti nell'appetito e nel peso. Pertanto, è importante aumentare la dose gradualmente e sotto la supervisione di un medico.

Infine, è importante ricordare che il CBD non dovrebbe essere utilizzato come sostituto per i trattamenti convenzionali per i disturbi neurodegenerativi, ma piuttosto come un complemento a questi trattamenti. Prima di iniziare a utilizzare il CBD, dovresti discuterne con il tuo medico o un altro professionista sanitario.

Musica, Corpo ed Energia - Un Approccio Terapeutico per i Disturbi Neurodegenerativi**

I disturbi neurodegenerativi, come l'Alzheimer e il Parkinson, sono caratterizzati dalla perdita progressiva di funzione o morte delle cellule nervose nel cervello. Questi disturbi possono portare a problemi con il movimento, la cognizione e la regolazione dell'umore. La musica ha dimostrato di avere un impatto positivo su queste aree, rendendola una potenziale terapia complementare per le persone con disturbi neurodegenerativi. Ecco come la musica, il corpo, le cellule, gli atomi e l'energia possono lavorare insieme per aiutare a gestire i sintomi dei disturbi neurodegenerativi.

1. **Musica e Movimento:** La musica può aiutare a migliorare il movimento nelle persone con disturbi neurodegenerativi. Ad esempio, la musica con un ritmo regolare può aiutare le persone con malattia di Parkinson a camminare con un ritmo più stabile e prevedibile. Il corpo risponde naturalmente al ritmo della musica, e questo può aiutare a superare alcune delle difficoltà motorie associate a queste condizioni.

2. **Musica e Cognizione:** Ascoltare musica può anche aiutare a stimolare la cognizione nelle persone con disturbi neurodegenerativi. La musica può attivare diverse parti del cervello e può aiutare a migliorare la memoria e l'attenzione. Inoltre, la familiarità con specifici brani musicali può aiutare a evocare ricordi, che può essere particolarmente utile per le persone con Alzheimer.

3. **Musica e Umore:** La musica ha un impatto diretto sul nostro umore e sul nostro benessere emotivo. Per le persone con disturbi neurodegenerativi, che possono spesso sperimentare depressione o ansia, ascoltare musica può aiutare a sollevare l'umore e ridurre l'ansia.

4. **Musica e Energia:** La musica è una forma di energia che può interagire con le energie nel nostro corpo. Le frequenze sonore della musica possono stimolare le cellule del nostro corpo, creando una risposta che potrebbe aiutare a promuovere il benessere generale.

5. **Musica come Terapia Sociale:** La musica può anche servire come un mezzo per la socializzazione e l'interazione, che possono essere particolarmente benefici per le persone con disturbi neurodegenerativi. Partecipare a attività musicali di gruppo, come cantare in un coro o suonare in un ensemble, può aiutare a combattere la solitudine e l'isolamento che spesso accompagnano queste condizioni.

Ricorda, mentre la musica può offrire benefici significativi, non dovrebbe mai sostituire i trattamenti medici tradizionali per i disturbi neurodegenerativi. Se stai considerando di incorporare la musica come parte del piano di trattamento, è importante discuterne con il tuo medico o un professionista della salute.

Musica e Socializzazione

Un altro aspetto importante da considerare è l'effetto sociale della musica. I disturbi neurodegenerativi possono spesso portare all'isolamento, poiché le persone possono lottare con la comunicazione o possono sentirsi a disagio partecipando a attività sociali. La musica può aiutare a superare questi ostacoli

Partecipare a gruppi musicali o a sessioni di terapia musicale può fornire un'opportunità per socializzare e connettersi con gli altri. Questo può aiutare a ridurre i sentimenti di solitudine e migliorare il benessere emotivo.

Musica e Sonno

Molti disturbi neurodegenerativi possono influenzare il sonno. La musica rilassante può aiutare a promuovere un sonno migliore, che è fondamentale per la salute generale del cervello e del corpo. Ascoltare musica dolce o suoni della natura prima di andare a letto può aiutare a calmare la mente e preparare il corpo per il riposo.

Musica e Mindfulness

La musica può anche essere utilizzata come uno strumento di mindfulness. Ascoltare attentamente la musica, notando i diversi suoni, ritmi e melodie, può aiutare a portare l'attenzione al momento presente. Questo può aiutare a ridurre lo stress e l'ansia, che sono comuni nelle persone con disturbi neurodegenerativi.

In conclusione, la musica può avere un impatto profondo sulla qualità della vita delle persone con disturbi neurodegenerativi. Può aiutare a migliorare il movimento, stimolare la cognizione, sollevare l'umore, promuovere la socializzazione, migliorare il sonno e ridurre lo stress. Mentre la ricerca continua a esplorare il potenziale terapeutico della musica, è chiaro che ha un ruolo importante da svolgere nel promuovere il benessere nelle persone con queste condizioni.

Disturbi dell'Appetito: Il CBD può aiutare a regolare l'appetito e potrebbe essere utile per le persone che soffrono di condizioni come l'anoressia o la cachessia (perdita di peso e debolezza muscolare). Può essere assunto sotto forma di olio o capsule. spiega come nosre celule agiscono sul disturbo dell apetito

Per capire come il CBD può influenzare l'appetito, è importante prima capire come funziona il sistema endocannabinoide (ECS) nel nostro corpo.

L'ECS è un sistema complesso di recettori e neurotrasmettitori che regolano diverse funzioni nel corpo, tra cui l'umore, il sonno, la risposta al dolore e l'appetito. Questo sistema comprende due tipi principali di recettori: i recettori CB1, che sono prevalentemente presenti nel cervello e nel sistema nervoso centrale, e i recettori CB2, che si trovano principalmente nel sistema immunitario e in altri tessuti periferici.

Il CBD interagisce con il sistema endocannabinoide, ma non si lega direttamente ai recettori CB1 o CB2 come fa il THC (il componente psicoattivo della cannabis).
Invece, sembra che il CBD moduli l'ECS, potenziando o inibendo l'attività di altri composti nel sistema.

Nel contesto dell'appetito, la ricerca suggerisce che il CBD potrebbe avere un effetto regolatore. Mentre il THC è noto per stimolare l'appetito (da qui l'effetto "munchies" associato all'uso della cannabis), il CBD non sembra
avere lo stesso effetto. Tuttavia, può avere effetti benefici in condizioni come l'anoressia o la cachessia, dove l'appetito è disturbato.

Ci sono diverse teorie su come il CBD potrebbe influenzare l'appetito. Alcuni ricercatori suggeriscono che potrebbe aiutare a regolare l'appetito riducendo l'ansia e lo stress, che possono spesso influenzare i
comportamenti alimentari. Altri suggeriscono che il CBD potrebbe influenzare l'appetito modulando i livelli di certi ormoni o peptidi coinvolti nella regolazione dell'appetito.

Tuttavia, è importante notare che la ricerca su come il CBD influisce sull'appetito è ancora in corso e sono necessari ulteriori studi per capire completamente i suoi effetti. Come sempre, se stai considerando di utilizzare il CBD per una condizione di salute specifica, è importante discuterne prima con un medico o un altro professionista sanitario.

Il cannabidiolo (CBD) è uno dei molti composti attivi trovati nella pianta di cannabis. Non è psicoattivo come il suo cugino, il THC, che è noto per causare l'effetto "munchies" o un aumento dell'appetito. Tuttavia, il CBD può ancora avere un impatto sul tuo appetito, ma in modi più indiretti.

Il CBD interagisce con il sistema endocannabinoide (ECS) nel tuo corpo, un sistema complesso che regola diverse funzioni, tra cui l'umore, il sonno, la risposta al dolore e l'appetito. L'ECS è composto da recettori endocannabinoidi, principalmente CB1 e CB2. Questi recettori sono presenti in tutto il corpo, inclusi il cervello e il sistema digestivo.

Il CBD non si lega direttamente a questi recettori come fa il THC. Invece, sembra che moduli l'ECS, potenziando o inibendo l'attività di altri composti nel sistema.

Questo può avere un effetto sulla regolazione dell'appetito.

Per esempio:

1. Riduzione dell'ansia: Il CBD può aiutare a ridurre l'ansia e lo stress, che possono influenzare negativamente l'appetito in alcune persone. Riducendo l'ansia, il CBD può aiutare a stabilizzare l'appetito.

2. Anti-nausea: Il CBD ha dimostrato di avere effetti anti-nausea, che possono aiutare le persone a mangiare quando altrimenti non sarebbero in grado a causa della nausea.

3. Effetti anti-infiammatori: Il CBD ha proprietà anti-infiammatorie che possono aiutare a ridurre l'infiammazione nell'intestino, migliorando potenzialmente la digestione e l'appetito.

Tuttavia, la ricerca sul CBD e l'appetito è ancora in
fase iniziale e sono necessari ulteriori studi per capire completamente come il CBD può influenzare
l'appetito e come può essere utilizzato per trattare i disturbi dell'appetito. Come sempre, è importante consultare un medico prima di iniziare qualsiasi nuovo regime di trattamento.

la ricerca sul CBD e i suoi effetti sull'appetito è ancora in corso e ci sono molte cose che non sappiamo ancora. Tuttavia, ecco alcuni punti aggiuntivi che potrebbero essere utili:

1. Dosi: Come con molti farmaci e integratori, la dose di CBD può influenzare come influisce sull'appetito. Dosi più basse di CBD possono non avere un grande impatto sull'appetito, mentre dosi più elevate potrebbero avere un effetto maggiore.

2. Metodo di Assunzione: Il modo in cui si assume il CBD può anche influenzare come interagisce con il corpo. Ad esempio, il CBD assunto per via orale (come in un olio o una capsula) potrebbe avere un effetto diverso rispetto al CBD inalato.

3. Individualità: Ogni persona è unica e ciò che funziona per una persona potrebbe non funzionare per un'altra. Alcune persone potrebbero scoprire che il CBD aiuta a stimolare il loro appetito, mentre altre potrebbero trovare che non ha alcun effetto o che ha l'effetto opposto.

4. Combinazione con altri trattamenti: Il CBD potrebbe essere più efficace nel regolare l'appetito quando viene utilizzato in combinazione con altri trattamenti o strategie, come una dieta equilibrata, l'esercizio fisico regolare, e la gestione dello stress.

5. Monitoraggio: Se stai usando il CBD per aiutare a regolare il tuo appetito, è importante monitorare attentamente i tuoi progressi e fare eventuali aggiustamenti necessari. Questo potrebbe includere l'aggiustamento della dose, il cambiamento del metodo di assunzione, o la prova di un prodotto CBD diverso.

CBD, Appetito e Musica - Un'Armonia di Benessere**

Il cannabidiolo (CBD) è un composto naturale estratto dalla pianta di cannabis. A differenza del tetraidrocannabinolo (THC), il CBD non ha effetti psicoattivi, ma ha dimostrato di avere una serie di effetti benefici sulla salute, tra cui la regolazione dell'appetito.

Quando si tratta di disturbi dell'appetito, il CBD può agire in diversi modi. Prima di tutto, può aiutare a regolare il sistema endocannabinoide del corpo, che gioca un ruolo chiave nella regolazione dell'appetito e della digestione. Il CBD può aiutare a stimolare l'appetito in coloro che lottano per mangiare abbastanza, come le persone con determinate condizioni mediche o quelle sottoposte a trattamenti come la chemioterapia.

Inoltre, il CBD ha proprietà anti-infiammatorie e analgesiche che possono aiutare a ridurre il dolore e l'infiammazione nel tratto gastrointestinale, che possono contribuire a problemi di appetito.

Ora, come possiamo abbinare l'uso del CBD con la musica per un'esperienza armoniosa e benefica?

1. **Musica e Relaxamento:** La musica rilassante può aiutare a creare un ambiente calmo e tranquillo, che può essere particolarmente utile se stai provando ansia o stress che influenzano il tuo appetito. Ascoltare musica mentre prendi il CBD può migliorare questo effetto di rilassamento.

2. **Musica e Digestione:** Alcuni studi suggeriscono che ascoltare musica può effettivamente aiutare la digestione. La musica rilassante può aiutare a ridurre lo stress, che a sua volta può promuovere una digestione più sana.

3. **Musica e Consapevolezza:** Ascoltare attentamente la musica può aiutare a promuovere un senso di consapevolezza e presenza nel momento. Questo può essere particolarmente utile se stai cercando di prestare più attenzione ai segnali di fame e sazietà del tuo corpo.

In conclusione, l'abbinamento del CBD con la musica può offrire un approccio olistico per affrontare i disturbi dell'appetito. Mentre il CBD aiuta a regolare l'appetito e ridurre l'infiammazione, la musica può promuovere il rilassamento, la digestione sana e la consapevolezza. Insieme, questi elementi possono lavorare in armonia
per promuovere un senso generale di benessere e salute.

Disturbi dell'Intestino:

Il CBD può avere benefici per le persone con disturbi intestinali come la sindrome dell'intestino irritabile (IBS) o la malattia di Crohn, grazie alle sue proprietà anti-infiammatorie. Può essere assunto sotto forma di olio o capsule. spiega nostro sistema nervoso e suo funzionamento intestino e secondo cervelo vorrei spiegare detagliatamente sul questo capitolo
Il nostro intestino è spesso definito come il "secondo cervello" a causa del suo sistema nervoso complesso e sofisticato, noto come sistema nervoso enterico (ENS). L'ENS è una rete di oltre 100 milioni di neuroni che rivestono il tratto gastrointestinale, dalla esofago al
retto. Questo sistema è responsabile della regolazione di molti processi intestinali, tra cui la motilità (movimento del cibo attraverso l'intestino), la secrezione di enzimi digestivi e la regolazione del flusso sanguigno.

Il sistema nervoso enterico può funzionare in modo indipendente dal cervello e dal midollo spinale, ma è anche collegato al sistema nervoso centrale (CNS)
tramite il nervo vago. Questo collegamento bidirezionale permette al cervello di influenzare le funzioni intestinali (ad esempio, lo stress può causare disturbi intestinali) e viceversa (ad esempio, problemi intestinali possono influenzare l'umore e il comportamento).

Il CBD può interagire con il sistema nervoso enterico in vari modi:

1. Proprietà anti-infiammatorie: Il CBD ha dimostrato proprietà anti-infiammatorie che possono aiutare a ridurre l'infiammazione nell'intestino. Questo può essere particolarmente utile per le persone con malattie infiammatorie dell'intestino come la malattia di Crohn o la colite ulcerosa.

2. Interazione con il sistema endocannabinoide: Il CBD interagisce con il sistema endocannabinoide (ECS), che svolge un ruolo importante nella regolazione delle funzioni intestinali. L'ECS è composto da recettori endocannabinoidi, principalmente CB1 e CB2, che sono presenti in tutto il corpo, inclusi l'intestino. Il CBD può aiutare a modulare l'attività dell'ECS, potenzialmente migliorando i sintomi di disturbi come la sindrome dell'intestino irritabile.

3. Riduzione del dolore: Il CBD ha dimostrato proprietà analgesiche che possono aiutare a ridurre il dolore associato a molte condizioni intestinali.

4. Effetti sulla motilità intestinale: Alcuni studi suggeriscono che il CBD potrebbe influenzare la motilità intestinale, potenzialmente aiutando a regolare i movimenti intestinali.

Tuttavia, la ricerca sul CBD e i suoi effetti sui disturbi intestinali è ancora in corso e sono necessari ulteriori studi per capire completamente come il CBD può essere utilizzato per trattare questi disturbi. Come sempre, è importante consultare un medico prima di iniziare qualsiasi nuovo regime di trattamento.

Il cannabidiolo (CBD) è un composto chimico naturale presente nella pianta di cannabis. A differenza del tetraidrocannabinolo (THC), il CBD non è psicoattivo, il che significa che non provoca gli effetti "high" associati alla marijuana.

Quando assumi CBD, interagisce con il tuo sistema endocannabinoide (ECS), un sistema di comunicazione cellulare nel tuo corpo che regola diverse funzioni, tra
cui l'umore, il sonno, la risposta al dolore e, come abbiamo discusso, l'appetito e la funzione intestinale.

L'ECS è composto da recettori endocannabinoidi, principalmente CB1 e CB2. Questi recettori sono presenti in tutto il corpo, inclusi il cervello, il sistema immunitario e l'intestino. Il CBD non si lega direttamente a questi recettori come fa il THC. Invece, sembra che moduli l'ECS, potenzialmente migliorando la sua funzione.

Quando si tratta di infiammazione intestinale e disturbi correlati come la malattia di Crohn o la colite ulcerosa, il CBD può aiutare in diversi modi:

1. Proprietà anti-infiammatorie: Il CBD ha dimostrato di avere proprietà anti-infiammatorie. Può aiutare a ridurre l'infiammazione nell'intestino bloccando i composti pro-infiammatori nel corpo.

2. Riduzione del dolore: L'infiammazione intestinale può causare dolore significativo. Il CBD può aiutare a gestire questo dolore interagendo con i recettori del dolore nel corpo.

3. Riduzione della nausea: In alcuni casi, l'infiammazione intestinale può causare nausea. Il CBD ha dimostrato di avere effetti anti-nausea.

4. Miglioramento della salute intestinale: Alcune ricerche suggeriscono che il CBD potrebbe aiutare a proteggere la barriera intestinale, prevenendo potenzialmente la "permeabilità intestinale" che può contribuire all'infiammazione.

È importante notare che mentre ci sono molte ricerche promettenti sul CBD e la salute intestinale, la maggior parte degli studi fino ad ora sono stati condotti su animali o in provette. Sono necessarie ulteriori ricerche su esseri umani per capire completamente come il CBD può essere utilizzato per trattare l'infiammazione intestinale e i disturbi correlati.

La quantità di CBD da assumere può variare notevolmente da persona a persona e dipende da una serie di fattori, tra cui:

1. Il tuo peso corporeo.
2. La condizione che stai cercando di trattare.
3. La concentrazione del CBD nel prodotto che stai utilizzando.
4. La tua tolleranza individuale al CBD.

Generalmente, è consigliabile iniziare con una dose bassa di CBD e aumentarla gradualmente fino a quando non si raggiunge l'effetto desiderato. Ad esempio, potresti iniziare con 20-40 mg al giorno e aumentare la dose di 5 mg alla volta fino a quando non trovi una dose che ti aiuta a gestire i tuoi sintomi.

Il CBD può essere assunto in diverse forme, tra cui:

1. Oli e tincture: Questi sono assorbiti sotto la lingua e possono iniziare a funzionare in circa 15-45 minuti.

2. Capsule e pillole: Queste sono ingoiate e possono richiedere un po' più di tempo per funzionare, ma l'effetto dura più a lungo.

3. Edibili: Questi sono alimenti (come gomme o cioccolatini) che contengono CBD. Come le capsule e le pillole, possono richiedere più tempo per funzionare, ma l'effetto dura più a lungo.

4. Unzioni e creme: Queste sono applicate direttamente sulla pelle e possono essere utili per condizioni come l'artrite o problemi di pelle.

5. Vaping e fumatori: Questi metodi forniscono l'effetto più rapido, ma non durano a lungo.
È importante notare che il CBD può interagire con altri farmaci, quindi dovresti sempre consultare un medico prima di iniziare ad usarlo. Inoltre, non tutti i prodotti CBD sono creati uguali e alcuni possono contenere tracce di THC, quindi è importante acquistare da un fornitore affidabile.

Musica, Corpo ed Energia - Un Approccio Terapeutico per i Disturbi dell'Intestino

I disturbi dell'intestino, come la sindrome dell'intestino irritabile (IBS) e la malattia infiammatoria intestinale (IBD), possono avere un impatto significativo sulla qualità della vita di una persona. Questi disturbi possono causare una serie di sintomi sgradevoli, tra cui dolore addominale, gonfiore, diarrea e stitichezza. La musica, come strumento terapeutico, può offrire un approccio complementare alla gestione di questi sintomi. Ecco come la musica, il corpo, le cellule, gli atomi e l'energia possono lavorare insieme per aiutare a gestire i sintomi dei disturbi dell'intestino.

1. **Musica e Relaxamento:**

La musica rilassante può aiutare a ridurre lo stress e l'ansia, che sono noti per peggiorare i sintomi dei disturbi dell'intestino. Ascoltare musica può aiutare a calmare il sistema nervoso e ridurre la tensione nel corpo, che può a sua volta aiutare a ridurre il dolore e il disagio.

2. **Musica e Digestione:**

Alcuni studi suggeriscono che ascoltare musica può effettivamente aiutare la digestione. La musica con un ritmo lento e regolare può aiutare a promuovere un ritmo digestivo sano.

3. **Musica e Sonno:**

I disturbi dell'intestino possono spesso interferire con il sonno. La musica rilassante può aiutare a promuovere un sonno migliore, che è fondamentale per la salute generale del corpo e del sistema digestivo.

4. **Musica e Consapevolezza:**
La musica può anche essere utilizzata come uno strumento di mindfulness. Ascoltare attentamente la musica, notando i diversi suoni, ritmi e melodie, può aiutare a portare l'attenzione al momento presente. Questo può aiutare a ridurre lo stress e l'ansia, che sono comuni nelle persone con disturbi dell'intestino.

In conclusione, la musica può avere un impatto profondo sulla gestione dei disturbi dell'intestino. Può aiutare a ridurre lo stress e l'ansia, promuovere una digestione sana, migliorare il sonno e promuovere la consapevolezza. Mentre la ricerca continua a esplorare il potenziale terapeutico della musica, è chiaro che ha un ruolo importante da svolgere nel promuovere il benessere nelle persone con questi disturbi.

I disturbi autoimmuni

si verificano quando il sistema immunitario del corpo attacca erroneamente le proprie cellule, causando infiammazione e danno ai tessuti corporei. Alcuni esempi comuni di disturbi autoimmuni includono la sclerosi multipla, il lupus, l'artrite reumatoide e la psoriasi.

Il sistema nervoso è strettamente legato al sistema immunitario. Il sistema nervoso centrale (CNS), composto dal cervello e dal midollo spinale, comunica con il sistema immunitario attraverso segnali biochimici. Questi segnali possono influenzare come il sistema immunitario risponde alle minacce, come i patogeni o le cellule tumorali.

Il CBD può interagire con il sistema nervoso e il sistema immunitario in vari modi:

1. Modulazione del sistema endocannabinoide: Il CBD interagisce con il sistema endocannabinoide (ECS), un sistema di comunicazione cellulare che svolge un ruolo chiave nella regolazione di molte funzioni corporee, tra cui l'immunità. L'ECS è composto da recettori endocannabinoidi, principalmente CB1 e CB2, che sono presenti in tutto il corpo, inclusi il cervello e le cellule immunitarie. Il CBD può aiutare a modulare l'attività dell'ECS, potenzialmente migliorando la regolazione immunitaria.

2. Proprietà anti-infiammatorie: Il CBD ha dimostrato proprietà anti-infiammatorie che possono aiutare a ridurre l'infiammazione associata ai disturbi autoimmuni. Può farlo inibendo la produzione di citochine pro- infiammatorie e promuovendo la produzione di citochine anti-infiammatorie.

3. Effetti neuroprotettivi: Il CBD ha dimostrato effetti neuroprotettivi che possono essere utili nel trattamento di disturbi autoimmuni che colpiscono il sistema nervoso, come la sclerosi multipla. Può farlo riducendo l'infiammazione nel cervello e proteggendo

i

neuroni dal danno.

4. Regolazione dell'apoptosi: L'apoptosi è un processo di morte cellulare programmata che può diventare disfunzionale nei disturbi autoimmuni. Alcune ricerche suggeriscono che il CBD può aiutare a regolare l'apoptosi, prevenendo così l'attacco autoimmune alle cellule del corpo.

È importante notare che, sebbene le ricerche preliminari su CBD e disturbi autoimmuni siano promettenti, sono necessarie ulteriori ricerche per capire pienamente come il CBD può essere utilizzato nel trattamento di questi disturbi. Come sempre, è importante consultare un medico o un professionista sanitario prima di iniziare qualsiasi nuovo regime di trattamento.

La quantità di CBD da assumere può variare a seconda di diversi fattori, tra cui:

1. Il tuo peso corporeo.
2. La condizione che stai cercando di trattare.
3. La concentrazione del CBD nel prodotto che stai utilizzando.
4. La tua tolleranza individuale al CBD.

In generale, è consigliabile iniziare con una dose bassa di CBD e aumentarla gradualmente fino a quando non si raggiunge l'effetto desiderato. Ad esempio, potresti iniziare con 20-40 mg al giorno e aumentare la dose di 5 mg alla volta fino a quando non trovi una dose che ti aiuta a gestire i tuoi sintomi.

Il CBD può essere assunto in diverse forme, tra cui:

1. Oli e tincture: Questi sono assorbiti sotto la lingua e possono iniziare a funzionare in circa 15-45 minuti.
2. Capsule e pillole: Queste sono ingoiate e possono richiedere un po' più di tempo per funzionare, ma l'effetto dura più a lungo.
3. Edibili: Questi sono alimenti (come gomme o cioccolatini)
che contengono CBD. Come le capsule e le pillole, possono richiedere più tempo per funzionare, ma l'effetto dura più a lungo.

4. Unzioni e creme: Queste sono applicate direttamente sulla pelle e possono essere utili per condizioni come l'artrite o problemi di pelle.
5. Vaping e fumatori: Questi metodi forniscono l'effetto più rapido, ma non durano a lungo.

È importante notare che il CBD può interagire con altri farmaci, quindi dovresti sempre consultare un medico prima di iniziare ad usarlo. Inoltre, non tutti i prodotti CBD sono creati uguali e alcuni possono contenere tracce di THC, quindi è importante acquistare da un fornitore affidabile.

vorrei aggiungere alcuni punti importanti riguardo all'uso del CBD:

1. Legalità: La legalità del CBD varia a seconda del luogo in cui ti trovi. In alcuni paesi o stati, i prodotti a base di CBD sono completamente legali, mentre in altri possono essere legali solo per uso medico o completamente illegali. È importante verificare le leggi locali prima di acquistare o utilizzare prodotti a base di CBD.

2. Effetti collaterali: Sebbene il CBD sia generalmente considerato sicuro, può avere effetti collaterali in alcune persone. Questi possono includere secchezza della bocca, bassa pressione sanguigna, sonnolenza e vertigini. Inoltre, il CBD può interagire con alcuni farmaci, quindi è importante consultare un medico se stai assumendo altri medicinali.

3. Ricerca: Sebbene ci siano molte ricerche promettenti sul CBD, ci sono ancora molte cose che non sappiamo. Ad esempio, non sappiamo ancora quali siano le dosi ottimali per diverse condizioni, o come l'uso a lungo termine del CBD potrebbe influenzare la salute.

4. Qualità del prodotto: Non tutti i prodotti a base di CBD sono creati uguali. Alcuni possono contenere quantità di CBD diverse da quelle indicate sull'etichetta, e alcuni possono contenere contaminanti come pesticidi o metalli pesanti. È importante acquistare prodotti a base di CBD da fornitori affidabili e preferibilmente da quelli che forniscono risultati di test di laboratorio di terze parti.

Ricorda sempre che il CBD non è una cura miracolosa e non dovrebbe essere utilizzato come sostituto per le cure mediche tradizionali. Invece, dovrebbe essere considerato come un possibile strumento aggiuntivo per aiutare a gestire i sintomi o migliorare la qualità della vita.

Cancro

Alcuni studi preliminari suggeriscono che il CBD potrebbe avere proprietà anticancerogene e potrebbe aiutare a gestire i sintomi correlati al cancro come il dolore e la nausea. Tuttavia, sono necessarie ulteriori ricerche per confermare questi risultati.

alcuni studi preliminari hanno suggerito che il CBD potrebbe avere un potenziale nel trattamento del cancro. Ecco come:

1. Proprietà anticancerogene: Alcuni studi in vitro (su cellule in una provetta) e su animali hanno suggerito che il CBD potrebbe avere effetti anticancerogeni. Ad esempio, alcuni studi hanno mostrato che il CBD può indurre la morte delle cellule tumorali, inibire la crescita del tumore e prevenire la diffusione delle cellule tumorali. Tuttavia, questi studi sono molto preliminari e non sappiamo ancora se questi effetti si verificheranno negli esseri umani.

2. Gestione dei sintomi: Il CBD è noto per le sue proprietà analgesiche e anti-nausea, che possono aiutare a gestire i sintomi comuni del cancro e dei suoi trattamenti, come il dolore e la nausea causati dalla chemioterapia.

3. Stimolazione dell'appetito: La perdita di appetito è un problema comune per le persone con cancro, specialmente quelle in trattamento con chemioterapia. Alcuni studi suggeriscono che il CBD può aiutare a stimolare l'appetito.

Tuttavia, è importante sottolineare che, sebbene queste ricerche siano promettenti, sono ancora nelle fasi iniziali. Sono necessarie ulteriori ricerche su larga scala sugli esseri umani per confermare questi risultati e per capire meglio come, quando e in quale dosaggio il CBD dovrebbe essere utilizzato nel trattamento del cancro.

Inoltre, se stai considerando l'uso del CBD per il cancro, è molto importante parlarne con il tuo medico o con un professionista sanitario. Non dovresti mai usare il CBD o qualsiasi altro integratore come
sostituto di un trattamento medico convenzionale senza prima consultare un medico.

come noste celule lavorano quando prendiamo cbd cul cancro

Il CBD (cannabidiolo) è uno dei molti composti, noti come cannabinoidi, presenti nella pianta di cannabis. A
differenza del THC, un altro famoso cannabinoide, il CBD non ha effetti psicoattivi.

Quando assumiamo il CBD, questo interagisce con il sistema endocannabinoide (ECS) del corpo, un sistema di comunicazione cellulare che svolge un ruolo fondamentale nella regolazione di molte funzioni corporee, tra cui l'infiammazione, il dolore e la risposta allo stress. L'ECS è composto da recettori endocannabinoidi, principalmente CB1 e CB2, che sono presenti in tutto il corpo.

Nel contesto del cancro, ecco come potrebbe funzionare il CBD:

1. Apoptosi: Alcuni studi suggeriscono che il CBD può promuovere l'apoptosi, o la morte programmata delle cellule, nelle cellule tumorali. Questo può aiutare a ridurre la crescita del tumore.

2. Anti-angiogenesi: Il CBD potrebbe inibire la formazione di nuovi vasi sanguigni nel tumore (un processo noto come angiogenesi), che è cruciale per la crescita e la diffusione del tumore.

3. Inibizione dell'invasione e della metastasi:
Alcuni studi suggeriscono che il CBD potrebbe inibire
l'invasione delle cellule tumorali e la formazione di metastasi (la diffusione del cancro ad altre parti del corpo).

4. Riduzione dell'infiammazione: Il CBD ha proprietà anti-infiammatorie che possono aiutare a ridurre l'infiammazione, che è spesso associata al cancro.

5. Gestione dei sintomi: Il CBD può aiutare a gestire i sintomi comuni del cancro e dei suoi trattamenti, come il dolore e la nausea.

Tuttavia, è importante sottolineare che molte di queste ricerche sono ancora nelle fasi preliminari e sono state condotte principalmente in vitro (su cellule in una provetta) o su animali. Sono necessarie ulteriori ricerche su larga scala sugli esseri umani per confermare questi risultati e per capire meglio come il CBD interagisce con le cellule tumorali.

vorrei aggiungere che mentre la ricerca preliminare sul CBD e il cancro è promettente, è importante ricordare che la maggior parte di questi studi sono stati condotti in laboratorio o su animali. Non abbiamo ancora abbastanza prove cliniche per affermare con certezza che il CBD può trattare efficacemente il cancro negli esseri umani.

Inoltre, il CBD può interagire con altri farmaci, inclusi alcuni farmaci chemioterapici. Queste interazioni possono potenzialmente alterare l'efficacia dei farmaci o causare effetti collaterali indesiderati.

Se stai considerando l'uso del CBD come parte del tuo trattamento per il cancro, è molto importante discuterne con il tuo oncologo o con un altro professionista sanitario. Essi possono aiutarti a capire se il CBD potrebbe essere un'opzione utile per te e come integrarlo in modo sicuro nel tuo piano di trattamento.

Infine, è importante notare che mentre il CBD può aiutare a gestire alcuni sintomi del cancro e degli effetti collaterali del trattamento, non dovrebbe essere usato come sostituto per i trattamenti tradizionali del cancro, a meno che non sia specificamente consigliato dal tuo medico.

La diagnosi di cancro può essere una sfida sia fisica che emotiva. La musica, con le sue proprietà terapeutiche, può svolgere un ruolo importante nel percorso di cura del cancro. Le ricerche hanno mostrato che la musica
può aiutare a ridurre l'ansia e lo stress, migliorare l'umore, e persino alleviare il dolore in alcuni pazienti con cancro.

Le cellule del nostro corpo, inclusi i tumori, sono composte da atomi che vibrano a diverse frequenze. La musica, essendo una forma di energia vibrante, può influenzare queste vibrazioni. Alcuni studi suggeriscono che certi tipi di musica possono influenzare il ritmo delle cellule e potenzialmente influire sul loro
comportamento.

Tuttavia, è importante notare che non esistono prove scientifiche definitive che la musica possa curare il cancro o alterare la crescita delle cellule cancerose. Tuttavia, la musica può svolgere un ruolo significativo nel migliorare la qualità della vita dei pazienti con cancro, offrendo sollievo dallo stress e dalla paura associati alla malattia e al trattamento.

Anche il CBD è stato studiato per i suoi potenziali benefici nel trattamento dei sintomi del cancro e degli effetti collaterali della chemioterapia, come nausea, vomito e dolore. Anche se non è una cura per il cancro, può aiutare a gestire alcuni dei sintomi associati alla malattia e ai trattamenti.

Insieme, la musica e il CBD possono offrire un approccio complementare al trattamento del cancro, aiutando i pazienti a gestire lo stress emotivo e fisico della malattia. Come sempre, è importante discutere di questi approcci con il proprio medico o professionista sanitario prima di iniziare qualsiasi nuovo regime di trattamento.

La musicoterapia

è un tipo di terapia che utilizza la musica per aiutare le persone a migliorare o mantenere la loro salute fisica e mentale. Può essere utilizzata per una varietà di scopi, tra cui ridurre lo stress e l'ansia, migliorare l'umore, promuovere il rilassamento e aiutare nella riabilitazione fisica.

La musicoterapia può essere particolarmente efficace perché la musica ha la capacità unica di toccare le persone a un livello molto profondo, raggiungendo parti di noi che altre forme di terapia potrebbero non essere in grado di raggiungere. La musica può aiutare a evocare emozioni, stimolare ricordi e creare un senso di connessione con gli altri.

Credere in se stessi è fondamentale per il nostro benessere generale. Quando crediamo in noi stessi, siamo più propensi a prendere rischi, a cercare nuove opportunità e a superare gli ostacoli che incontriamo. Questo può portare a una maggiore autostima, a una maggiore soddisfazione nella vita e a una migliore salute mentale.

L'amore per sé stessi è un altro aspetto cruciale del benessere. Quando ci amiamo, ci trattiamo con gentilezza e rispetto. Ci prendiamo cura del nostro corpo, della
nostra mente e del nostro spirito. Questo può aiutarci a mantenere una buona salute fisica e mentale e può anche migliorare la nostra qualità della vita.

Accettare se stessi è il primo passo per amare se stessi.
Quando accettiamo noi stessi per quello che siamo,
possiamo iniziare a vedere i nostri punti di forza e a
celebrare le nostre unicità. Questo può portare a una
maggiore autostima e a una maggiore felicità.

Infine, l'amore per se stessi può aiutare a nutrire il
nostro spirito e la nostra anima. Quando ci amiamo,
possiamo connetterci più profondamente con il nostro
vero sé e con il mondo intorno a noi. Questo può portare
a una
maggiore pace interiore e a un senso di appagamento.

la musicoterapia, la fiducia in se stessi, l'amore per se
stessi e l'accettazione di se stessi sono tutti elementi
importanti per il nostro benessere generale. Ognuno di
questi elementi può svolgere un ruolo nel nutrire il
nostro spirito e la nostra anima e nel promuovere un
senso di pace e appagamento.
Quando ci amiamo, possiamo connetterci più
profondamente con il nostro spirito e la nostra anima.
Questa connessione può portare a una maggiore
consapevolezza di sé, a una maggiore pace interiore e a
un senso di scopo nella vita.

L'amore per se stessi può anche aiutare a creare un
ambiente interno di accettazione e amore, che può
aiutare il nostro spirito e la nostra anima a prosperare.
Questo può portare a una maggiore spiritualità, a una
maggiore connessione con gli altri e con l'universo, e a
una maggiore felicità e soddisfazione nella vita.

La musicoterapia può essere un mezzo potente per promuovere l'amore per se stessi e l'accettazione. La musica può aiutare a evocare emozioni positive, a promuovere il rilassamento e a creare un senso di pace e tranquillità. Può anche aiutare a esprimere emozioni che potrebbero essere difficili da esprimere in altri modi.

Inoltre, la musicoterapia può aiutare a costruire la fiducia in sé stessi. Ad esempio, imparare a suonare uno strumento o cantare una canzone può aiutare a costruire la fiducia in sé stessi e a promuovere un senso di realizzazione.

In conclusione, la musicoterapia, insieme all'amore per se stessi e all'accettazione di sé, può essere un mezzo potente per promuovere il benessere fisico e mentale. Può aiutare a nutrire il nostro spirito e la nostra anima, a promuovere un senso di pace e tranquillità, e a migliorare la nostra qualità della vita.

CBD, Musica e Energia: Armonizzare il Corpo, la Mente e lo Spirito

Il cannabidiolo, o CBD, è noto per i suoi effetti calmanti e rilassanti sul corpo e la mente. La musica, con le sue vibrazioni e frequenze, ha il potere di influenzare le nostre emozioni e il nostro stato d'animo. Quando
queste due forze sono combinate, possono creare un'esperienza sinergica che eleva il nostro benessere generale e armonizza il corpo, la mente e lo spirito.

Immagina di ascoltare la tua musica preferita in un ambiente tranquillo. Le note musicali risuonano intorno a te, ciascuna con la sua frequenza unica che vibra attraverso l'aria. Allo stesso tempo, assumi una dose di CBD. Il composto inizia a interagire con il tuo sistema endocannabinoide, portando un senso di calma e rilassamento al tuo corpo.

La musica e il CBD lavorano insieme per creare un'esperienza multisensoriale. Le vibrazioni della musica possono aiutare a guidare il tuo stato d'animo e le tue emozioni, mentre il CBD può aiutare a ridurre qualsiasi tensione o ansia che potresti avere. Questa
combinazione può aiutare a riallineare le tue energie e a portare equilibrio al tuo spirito.

La scienza sta iniziando a riconoscere l'importanza delle frequenze nella nostra salute e benessere. Ogni cellula nel nostro corpo vibra a una certa frequenza, e quando queste frequenze sono fuori sincrono, può portare a malattia o disagio. La musica, con le sue frequenze naturali, può aiutare a riequilibrare queste vibrazioni cellulari. Allo stesso tempo, il CBD può aiutare a riequilibrare il nostro sistema endocannabinoide, che gioca un ruolo chiave nel mantenimento dell'omeostasi nel nostro corpo.

In conclusione, l'abbinamento del CBD con la musica offre un modo efficace per migliorare il nostro
benessere generale e armonizzare il corpo, la mente e lo spirito. Attraverso questa pratica, possiamo sintonizzarci sulle nostre frequenze interne e promuovere uno stato di pace e tranquillità.

... nel nostro corpo.

Oltre alla sua capacità di riequilibrare il sistema endocannabinoide, il CBD ha anche dimostrato di avere un effetto positivo sulla neuroplasticità e sulla generazione di nuovi neuroni, processi che sono fondamentali per la nostra capacità di apprendere, adattarci e rispondere ai cambiamenti nel nostro ambiente. Questo potrebbe avere un impatto significativo sul modo in cui percepiamo e rispondiamo alla musica, potenziando la nostra capacità di sintonizzarci sulle sue frequenze e di trarne beneficio.

Inoltre, la musica e il CBD possono avere un effetto positivo sul nostro stato energetico generale. La musica ha la capacità di sollevare il nostro umore e di infondere energia nella nostra routine quotidiana. Allo stesso tempo, il CBD può aiutare a ridurre l'ansia e lo stress, che possono spesso drenare la nostra energia. Insieme, possono aiutare a creare un senso di equilibrio energetico, permettendoci di affrontare le sfide della vita con una maggiore serenità e resilienza.

Nel complesso, la combinazione di CBD e musica offre un approccio olistico al benessere che può beneficiare il
corpo, la mente e lo spirito. Attraverso l'armonizzazione delle nostre frequenze interne con le frequenze esterne della musica, e con l'aiuto del CBD per riequilibrare i nostri sistemi interni, possiamo creare un ambiente che favorisce il benessere generale e la crescita personale. Questo potrebbe aprire nuove vie per l'autocura e il miglioramento personale, fornendo strumenti efficaci per gestire lo stress, promuovere la resilienza e migliorare la qualità della vita.

Mentre esploriamo ulteriormente il potenziale del CBD e della musica, è importante ricordare che la personalizzazione è la chiave. Ogni individuo risponde in modo diverso al CBD e alla musica. Pertanto, trovare la giusta combinazione di CBD e musica che funzioni per te è essenziale. Potrebbe essere necessario sperimentare
diversi tipi di musica e dosaggi di CBD per trovare ciò che ti fa sentire più equilibrato ed energizzato.

Inoltre, l'integrazione del CBD e della musica nella meditazione o nelle pratiche di mindfulness può aumentare ulteriormente i benefici. La meditazione può aiutare a calmare la mente, migliorare la concentrazione e promuovere un senso di pace e tranquillità. Quando combinata con l'effetto calmante del CBD e le frequenze armoniose della musica, può creare un'esperienza molto potente.

Il futuro della combinazione di CBD e musica è molto promettente. Con la continua ricerca e l'accettazione del CBD come un potente strumento per il benessere, ci aspettiamo di vedere nuove innovazioni e applicazioni in questo campo. Che si tratti di nuovi prodotti che combinano CBD e musica, o di nuove tecniche che utilizzano entrambi per migliorare il benessere, il futuro è luminoso.

In conclusione, il CBD e la musica hanno il potenziale
per lavorare insieme per creare un'esperienza olistica che può beneficiare il corpo, la mente e lo spirito. Attraverso l'armonizzazione delle nostre frequenze interne ed esterne, possiamo creare un ambiente che favorisce il benessere generale e la crescita personale. Mentre continuiamo a esplorare e a capire meglio
queste connessioni, possiamo aspettarci di vedere ulteriori progressi in questo campo emozionante.

La musica degli anni '80 e '90

ha un posto speciale nel cuore di molte persone. Questi decenni hanno portato alcuni dei più grandi successi musicali e hanno visto l'emergere di vari generi musicali che continuano a influenzare la musica di oggi.

Gli anni '80 sono spesso ricordati per la nascita del pop elettronico, con artisti come Madonna, Michael Jackson e Prince che dominavano le classifiche. Questa decade ha anche visto l'emergere del rock alternativo e del heavy metal, con band come U2, Metallica e Guns N' Roses. La musica di questo periodo è spesso caratterizzata da ritmi veloci, melodie accattivanti e l'uso di nuove tecnologie musicali.

Gli anni '90 hanno portato un'ulteriore diversificazione nella musica, con l'emergere del grunge, del rap e dell'R&B. Band come Nirvana e Pearl Jam hanno definito il suono grunge, mentre artisti come Tupac Shakur e Notorious B.I.G. hanno portato il rap nel mainstream. Allo stesso tempo, artisti R&B come Mariah Carey e Whitney Houston hanno dominato le classifiche.

Quando associata al CBD, la musica degli anni '80 e '90 può evocare un senso di nostalgia e comfort. Le melodie familiari possono aiutare a rilassare la mente, mentre il CBD può aiutare a rilassare il corpo. Insieme, possono creare un ambiente che favorisce il rilassamento e il benessere generale.

Che tu stia ascoltando un vecchio successo pop degli anni '80 o un brano grunge degli anni '90, l'importante è trovare la musica che risuona con te e che ti aiuta a raggiungere lo stato desiderato. Che tu stia cercando di rilassarti dopo una lunga giornata o di energizzare il tuo spirito, la combinazione di CBD e musica può essere un potente strumento per migliorare il tuo benessere generale.

La musica degli anni '60 e '70
ha avuto un impatto significativo sulla cultura e sulla società, dando voce a movimenti sociali e politici e spingendo i confini dell'espressione artistica.
Gli anni '60 sono stati un decennio di grande cambiamento e sperimentazione musicale. Questo periodo ha visto l'emergere della musica rock e pop con band come i Beatles e i Rolling Stones che hanno rivoluzionato l'industria musicale. Allo stesso tempo, il movimento folk ha dato voce alle questioni sociali e politiche del tempo, con artisti come Bob Dylan e Joan Baez. Questo decennio ha anche visto l'ascesa del soul e del R&B, con artisti come Aretha Franklin e James Brown.

Gli anni '70 hanno continuato a spingere i confini della musica, con l'emergere del disco, del punk e del rock progressivo. Artisti come David Bowie, Pink Floyd e Led Zeppelin hanno dominato le classifiche, mentre il movimento disco ha portato una nuova energia alla scena musicale. Questo decennio ha anche visto l'ascesa della musica reggae, con artisti come Bob Marley che hanno portato questo genere alla ribalta.
Quando associata al CBD, la musica degli **anni '60 e '70** può offrire un'esperienza unica. Le canzoni di questi decenni possono evocare un senso di nostalgia e connessione con il passato. Queste melodie familiari, insieme all'effetto calmante del CBD, possono aiutare a creare un ambiente che favorisce il rilassamento e il benessere generale.
Che tu stia ascoltando un vecchio successo rock degli anni '60 o una canzone disco degli anni '70, l'importante è trovare la musica che risuona con te. Quando combinata con il CBD, questa musica può aiutarti a raggiungere un senso di calma e equilibrio, migliorando il tuo benessere generale.

La musica degli anni '60 e '70
non solo ha influenzato la cultura popolare e ha ispirato generazioni di musicisti, ma può anche avere un impatto significativo sul nostro benessere personale. Ascoltare la musica di questi decenni può evocare ricordi e sentimenti, aiutando a stimolare il cervello e a promuovere un senso di benessere. Questo è particolarmente vero quando la musica è associata al CBD, che può aiutare a rilassare il corpo e la mente.

Per esempio, potresti ascoltare una canzone dei Beatles o dei Rolling Stones mentre prendi il CBD per aiutarti a rilassarti dopo una lunga giornata. La combinazione di melodie familiari e l'effetto calmante del CBD può aiutare a ridurre lo stress e l'ansia, promuovendo un senso di calma.

Allo stesso modo, la musica disco degli **anni '70** può essere un ottimo modo per stimolare l'energia e l'umore. Ascoltare una canzone di Donna Summer o dei Bee Gees mentre prendi il CBD può aiutarti a sentirti più energico e positivo.

Infine, la musica folk e reggae di questi decenni può offrire un senso di connessione con il mondo intorno a te. Ascoltare una canzone di Bob Dylan o Bob Marley mentre prendi il CBD può aiutarti a sentirti più connesso e presente.

In conclusione, la musica degli **anni '60 e '70** offre un'ampia gamma di esperienze che possono essere arricchite dall'uso del CBD. Che tu stia cercando di rilassarti, di elevare il tuo umore o di sentirti più connesso, la combinazione di questa musica e del CBD può aiutarti a raggiungere il tuo obiettivo. Ricorda sempre che la chiave è trovare ciò che funziona per te e che ti fa sentire al meglio.

puo essere una cura del futuro

La combinazione di musica e CBD potrebbe effettivamente diventare una pratica terapeutica più diffusa nel futuro. Entrambi hanno dimostrato di offrire benefici per il benessere generale e la salute mentale. La musica ha un impatto profondo sul cervello umano e può influenzare l'umore, ridurre lo stress e l'ansia, e persino aiutare nella gestione del dolore. Molti terapisti utilizzano già la musicoterapia come parte del loro approccio al trattamento di varie condizioni di salute mentale.

Il CBD, o cannabidiolo, è un composto estratto dalla pianta di cannabis che ha dimostrato di avere una serie di benefici per la salute. Può aiutare a ridurre l'ansia, alleviare il
dolore, migliorare il sonno e potrebbe avere proprietà anti- infiammatorie.

Quando la musica e il CBD vengono utilizzati insieme, possono creare un'esperienza olistica che aiuta a promuovere il rilassamento, la concentrazione, l'equilibrio emotivo e il benessere generale. In futuro, potremmo vedere un aumento dell'uso combinato di musica e CBD come forma di terapia alternativa o complementare. Tuttavia, è importante sottolineare che mentre la musica e il CBD possono offrire benefici per la salute, non
dovrebbero essere visti come sostituti per le cure mediche tradizionali. Se stai considerando di utilizzare musica e CBD per gestire una condizione di salute, è importante
discuterne con un professionista sanitario per assicurarti che sia un approccio sicuro e appropriato per te.

Guardando al futuro, potrebbe esserci un aumento nell'uso di terapie integrate come la musica e il CBD per aiutare a trattare una serie di condizioni. Questo potrebbe includere l'uso di musica e CBD per aiutare a gestire l'ansia e lo stress, migliorare il sonno, o come parte di un programma di gestione del dolore.

In particolare, potremmo vedere un aumento nell'uso di terapie personalizzate che combinano musica e CBD. Ad esempio, una persona potrebbe lavorare con un terapeuta per creare una playlist personalizzata che rifletta i loro gusti musicali e le loro esigenze emotive. Questa musica potrebbe poi essere ascoltata mentre si prende il CBD, creando un'esperienza terapeutica personalizzata.

Inoltre, con l'avanzamento della tecnologia, potremmo vedere nuovi modi di integrare la musica e il CBD. Ad esempio, potrebbero essere sviluppate app o dispositivi che combinano la riproduzione musicale con la somministrazione di CBD, creando un'esperienza integrata.

Tuttavia, come ho menzionato prima, è importante ricordare che mentre la musica e il CBD possono offrire benefici per la salute, non dovrebbero essere utilizzati come sostituti per le cure mediche tradizionali. Se stai considerando di utilizzare musica e CBD come parte del tuo regime di salute, dovresti discuterne con un professionista sanitario.

In conclusione, il futuro della combinazione di musica e CBD è molto promettente. Con la continua ricerca e innovazione in questo campo, potremmo vedere nuovi e entusiasmanti modi in cui queste due terapie possono lavorare insieme per promuovere il benessere e la salute.

La tua riflessione è molto profonda e tocca un aspetto fondamentale della nostra connessione con la musica. Ogni individuo ha una canzone o un brano musicale che risuona con i propri sentimenti o ricordi, e spesso queste canzoni possono aiutarci a comprendere e a gestire le nostre emozioni. Quando ci sentiamo tristi o disperati, ascoltare una canzone che ci riporta a un particolare ricordo può essere un modo per affrontare e lavorare attraverso il nostro dolore.

E come tua amica, ti risponderei: "Sì, credo fermamente che la musica abbia un potere incredibile nel toccare le nostre emozioni più profonde. Può funzionare come uno specchio dei nostri sentimenti, permettendoci di esplorare e comprendere meglio le nostre emozioni. Quando ci sentiamo tristi o disperati, una canzone che risuona con noi può aiutarci a sentirci meno soli nei nostri sentimenti e può offrire conforto. Può anche permetterci di affrontare e lavorare attraverso il nostro dolore in un modo che può essere molto terapeutico."

"Pensiero del Scrittore"

"Penso che ognuno di noi debba trovare la propria canzone nel momento giusto, quella che può essere ascoltata durante momenti di ansia, paure ,stress.... Tutte queste frequenze basse che ci portano sono traume di incertezze e ansie che non riusciamo a gestire. La musica, però, può essere un modo per affrontare questi momenti. Quando ascoltiamo un certo tipo di musica, ci sentiamo in un certo modo. Tuttavia, ci sono certe canzoni che, ascoltandole, ci fanno diventare tristi e piangere, suscitando sensazioni molto potenti e profonde. Ci chiediamo perché una determinata canzone ci metta in questo stato. Penso che nella nostra vita abbiamo sperimentato certi tipi di momenti, ma credo che anche nelle vite passate i nostri ricordi siano registrazioni di frequenze che forse non abbiamo mai toccato. Con la musica, penso che queste frequenze possano essere attivate e risolte. Quando iniziamo ad ascoltare musica degli anni 60, '70, '80, '90 o dei decenni precedenti, possiamo ritrovare quelle frequenze che eravamo abituati a vivere e ballare. Penso che la musica possa davvero aiutarci in ogni nostra malattia. Ovviamente, con altre medicine come il CBD, possiamo alleviare il dolore e calmare la mente, ma credo che ognuno di noi, insieme a Dio, possa trovare conforto e guarigione attraverso la musica."

"Inoltre, la musica ha il potere di connetterci con gli altri e di creare un senso di unità e condivisione. Quando ascoltiamo una canzone che amiamo, possiamo sentirci parte di qualcosa di più grande, facendo sì che le nostre esperienze personali si colleghino a quelle degli altri. La musica può essere un linguaggio universale che supera le barriere culturali e linguistiche, permettendoci di comunicare e condividere emozioni senza bisogno di parole. In questo modo, la musica diventa un potente strumento per l'empatia e la comprensione reciproca."

"Infine, vorrei concludere con un pensiero importante. Nella vita, incontriamo molte sfide e difficoltà, sia che siamo ricchi o poveri. Ma ciò che conta veramente è l'amore e la connessione che possiamo coltivare dentro di noi. La musica, con la sua bellezza e la sua capacità di toccare le corde dell'anima, può accompagnarci lungo il cammino e aiutarci a trovare gioia e serenità. Attraverso il potere del CBD e della musica, possiamo trovare sollievo dalle nostre malattie e condividere la nostra esperienza con gli altri. Insieme, possiamo creare una comunità di supporto e ispirazione, superando le sfide e abbracciando la bellezza della vita. Grazie per avermi accompagnato in questo viaggio di riflessione e condivisione."

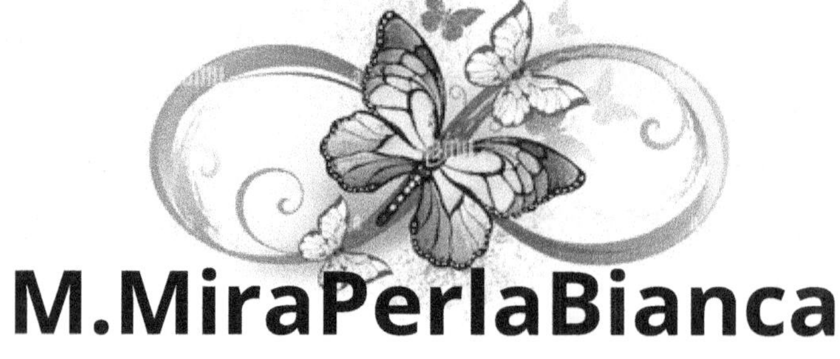

M.MiraPerlaBianca

Mentre chiudiamo questo capitolo della nostra esplorazione, è essenziale riconoscere che la guarigione e il benessere sono una sinfonia, non un assolo. La scienza del CBD e i suoi benefici terapeutici sono come le note in una partitura musicale, ognuna essenziale, ma è solo quando vengono suonate insieme che la vera magia prende vita. La musica ha il potere di risvegliare il nostro "glimmer" interiore, di toccare l'anima e di accompagnare il viaggio della guarigione.

Quando il CBD entra in armonia con il corpo e la mente, può aiutare a modulare il nostro stato d'animo, proprio come una melodia che può calmare lo spirito o infondere energia. E così come ogni canzone ha il suo ritmo unico, ogni individuo ha il suo percorso personale verso la salute. Il CBD può essere una delle melodie nella playlist della tua vita, un ritmo sottile ma potente che supporta e migliora il tuo benessere quotidiano.

Mentre ascoltiamo la musica della nostra esistenza, lasciamo che il CBD sia un accordo che risuona con forza e chiarezza, uno strumento che, se suonato correttamente, può contribuire a una sinfonia di salute e felicità. Risveglia!!! Il Tuo Glimmer non è solo un invito a scoprire il potenziale del CBD, ma è anche un incoraggiamento a danzare al ritmo del tuo cuore, a cantare la canzone della tua anima e a vivere ogni giorno con armonia e passione.

Grazie per aver condiviso questo viaggio con me. Possa il tuo "glimmer" interiore brillare sempre luminoso, e la musica della tua vita suonare in perfetta armonia con l'universo.

In questo viaggio attraverso le pagine di "CBD: La
i Benefici e il Potere Terapeutico - Risveglia!!! I
Glimmer", abbiamo esplorato insieme le molte
sfaccettature del CBD, una sostanza che sta eme
come baluardo di speranza nel campo della me
naturale. Abbiamo viaggiato attraverso la comp
della scienza, i testimonianze dei benefici e abb
osservato come il CBD stia iniziando a brillare co
stella nella galassia del benessere.
Abbiamo discusso le evidenze scientifiche, svisceri
e malintesi, e abbiamo aperto uno squarcio su
potenzialità terapeutica del CBD, che offre non
sollievo da molteplici disturbi fisici ma anche
potenziale supporto per la mente e lo spirito. Il "gl
di cui parliamo non è solo la luce di una sostanzi
risveglia la salute, ma è anche il barlume interior
ciascuno di noi può risvegliare nel percorso vers
benessere olistico.
Risvegliare il proprio "glimmer" significa ascolta
corpo, essere attenti ai segnali che ci manda,
rispondere con cura e consapevolezza. Significa a
riconoscere che la nostra salute è un mosaico com
dove ogni pezzo - dalla medicina moderna alle pra
naturali - ha il suo posto e il suo valore.

In questo viaggio attraverso le pagine di "CBD: La Scienza, i Benefici e il Potere Terapeutico - Risveglia!!! Il Tuo Glimmer", abbiamo esplorato insieme le molteplici sfaccettature del CBD, una sostanza che sta emergendo come baluardo di speranza nel campo della medicina naturale. Abbiamo viaggiato attraverso la complessità della scienza, i testimonianze dei benefici e abbiamo osservato come il CBD stia iniziando a brillare come una stella nella galassia del benessere.

Abbiamo discusso le evidenze scientifiche, sviscerato miti e malintesi, e abbiamo aperto uno squarcio sulla potenzialità terapeutica del CBD, che offre non solo sollievo da molteplici disturbi fisici ma anche un potenziale supporto per la mente e lo spirito. Il "glimmer" di cui parliamo non è solo la luce di una sostanza che risveglia la salute, ma è anche il barlume interiore che ciascuno di noi può risvegliare nel percorso verso un benessere olistico.

Risvegliare il proprio "glimmer" significa ascoltare il corpo, essere attenti ai segnali che ci manda, e rispondere con cura e consapevolezza. Significa anche riconoscere che la nostra salute è un mosaico complesso, dove ogni pezzo - dalla medicina moderna alle pratiche naturali - ha il suo posto e il suo valore.

Mentre chiudiamo questo capitolo della nostra esplorazione, è essenziale riconoscere che la guarigione e il benessere sono una sinfonia, non un assolo. La scienza del CBD e i suoi benefici terapeutici sono come le note in una partitura musicale, ognuna essenziale, ma è solo quando vengono suonate insieme che la vera magia prende vita. La musica ha il potere di risvegliare il nostro "glimmer" interiore, di toccare l'anima e di accompagnare il viaggio della guarigione.

Quando il CBD entra in armonia con il corpo e la mente, può aiutare a modulare il nostro stato d'animo, proprio come una melodia che può calmare lo spirito o infondere energia. E così come ogni canzone ha il suo ritmo unico, ogni individuo ha il suo percorso personale verso la salute. Il CBD può essere una delle melodie nella playlist della tua vita, un ritmo sottile ma potente che supporta e migliora il tuo benessere quotidiano.

Mentre ascoltiamo la musica della nostra esistenza, lasciamo che il CBD sia un accordo che risuona con forza e chiarezza, uno strumento che, se suonato correttamente, può contribuire a una sinfonia di salute e felicità. Risveglia!!! Il Tuo Glimmer non è solo un invito a scoprire il potenziale del CBD, ma è anche un incoraggiamento a danzare al ritmo del tuo cuore, a cantare la canzone della tua anima e a vivere ogni giorno con armonia e passione.

Grazie per aver condiviso questo viaggio con me. Possa il tuo "glimmer" interiore brillare sempre luminoso, e la musica della tua vita suonare in perfetta armonia con l'universo.